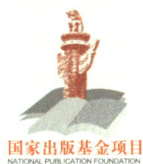

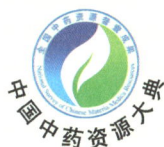

国家出版基金项目
NATIONAL PUBLICATION FOUNDATION

中国中药资源大典
——中药材系列
中药材生产加工适宜技术丛书
中药材产业扶贫计划

姜黄生产加工适宜技术

总 主 编　黄璐琦

主　　编　赵军宁　李青苗

副 主 编　吴　萍

中国健康传媒集团
中国医药科技出版社

内 容 提 要

《中药材生产加工适宜技术丛书》以全国第四次中药资源普查工作为抓手，系统整理我国中药材栽培加工的传统及特色技术，旨在科学指导、普及中药材种植及产地加工，规范中药材种植产业。本书是丛书之一，介绍关于姜黄种植及产地初加工的技术，包括：概述、姜黄药用资源、姜黄栽培技术、姜黄特色适宜技术、姜黄药材质量、姜黄现代研究与应用等内容。本书内容丰富资料详实，对姜黄的种植及产地初加工具有较高的参考价值。适合中药种植户及中药材生产加工企业参考使用。

图书在版编目（CIP）数据

姜黄生产加工适宜技术 / 赵军宁，李青苗主编 . — 北京：中国医药科技出版社，2018.11

（中国中药资源大典 . 中药材系列 . 中药材生产加工适宜技术丛书）

ISBN 978-7-5214-0468-5

Ⅰ . ①姜… Ⅱ . ①赵… ②李… Ⅲ . ①姜黄—栽培技术 ②姜黄—中草药加工 Ⅳ . ① S567.23

中国版本图书馆 CIP 数据核字（2018）第 218106 号

美术编辑　陈君杞

版式设计　锋尚设计

出版　**中国健康传媒集团** | 中国医药科技出版社

地址　北京市海淀区文慧园北路甲 22 号

邮编　100082

电话　发行：010-62227427　邮购：010-62236938

网址　www.cmstp.com

规格　710×1000mm　$^1/_{16}$

印张　6 $^1/_4$

字数　53 千字

版次　2018 年 11 月第 1 版

印次　2018 年 11 月第 1 次印刷

印刷　北京盛通印刷股份有限公司

经销　全国各地新华书店

书号　ISBN 978-7-5214-0468-5

定价　32.00 元

中药材生产加工适宜技术丛书
—— 编委会 ——

序

我国是最早开始药用植物人工栽培的国家，中药材使用栽培历史悠久。目前，中药材生产技术较为成熟的品种有200余种。我国劳动人民在长期实践中积累了丰富的中药种植管理经验，形成了一系列实用、有特色的栽培加工方法。这些源于民间、简单实用的中药材生产加工适宜技术，被药农广泛接受。这些技术多为实践中的有效经验，经过长期实践，兼具经济性和可操作性，也带有鲜明的地方特色，是中药资源发展的宝贵财富和有力支撑。

基层中药材生产加工适宜技术也存在技术水平、操作规范、生产效果参差不齐问题，研究基础也较薄弱；受限于信息渠道相对闭塞，技术交流和推广不广泛，效率和效益也不很高。这些问题导致许多中药材生产加工技术只在较小范围内使用，不利于价值发挥，也不利于技术提升。因此，中药材生产加工适宜技术的收集、汇总工作显得更加重要，并且需要搭建沟通、传播平台，引入科研力量，结合现代科学技术手段，开展适宜技术研究论证与开发升级，在此基础上进行推广，使其优势技术得到充分的发挥与应用。

《中药材生产加工适宜技术》系列丛书正是在这样的背景下组织编撰的。该书以我院中药资源中心专家为主体，他们以中药资源动态监测信息和技术服务体系的工作为基础，编写整理了百余种常用大宗中药材的生产加工适宜技术。全书从中药材的种植、采收、加工等方面进行介绍，指导中药材生产，旨在促进中药资源的可持续发展，提高中药资源利用效率，保护生物多样性和生态环境，推进生态文明建设。

丛书的出版有利于促进中药种植技术的提升，对改善中药材的生产方式，促进中药资源产业发展，促进中药材规范化种植，提升中药材质量具有指导意义。本书适合中药栽培专业学生及基层药农阅读，也希望编写组广泛听取吸纳药农宝贵经验，不断丰富技术内容。

书将付梓，先睹为悦，谨以上言，以斯充序。

中国中医科学院 院长

中 国 工 程 院 院 士 张伯礼

丁酉秋于东直门

总 前 言

中药材是中医药事业传承和发展的物质基础，是关系国计民生的战略性资源。中药材保护和发展得到了党中央、国务院的高度重视，一系列促进中药材发展的法律规划的颁布，如《中华人民共和国中医药法》的颁布，为野生资源保护和中药材规范化种植养殖提供了法律依据；《中医药发展战略规划纲要（2016—2030年）》提出推进"中药材规范化种植养殖"战略布局；《中药材保护和发展规划（2015—2020年）》对我国中药材资源保护和中药材产业发展进行了全面部署。

中药材生产和加工是中药产业发展的"第一关"，对保证中药供给和质量安全起着最为关键的作用。影响中药材质量的问题也最为复杂，存在种源、环境因子、种植技术、加工工艺等多个环节影响，是我国中医药管理的重点和难点。多数中药材规模化种植历史不超过30年，所积累的生产经验和研究资料严重不足。中药材科学种植还需要大量的研究和长期的实践。

中药材质量上存在特殊性，不能单纯考虑产量问题，不能简单复制农业经验。中药材生产必须强调道地药材，需要优良的品种遗传，特定的生态环境条件和适宜的栽培加工技术。为了推动中药材生产现代化，我与我的团队承担了农业部现代农业产业技术体系"中药材产业技术体系"建设任务。结合国家中医药管理局建立的全国中药资源动态监测体系，致力于收集、整理中药材生产加工适宜技术。这些适宜技术限于信息沟通渠道闭塞，并未能得到很好的推广和应用。

本丛书在第四次全国中药资源普查试点工作的基础下，历时三年，从药用资源分布、栽培技术、特色适宜技术、药材质量、现代应用与研究五个方面系统收集、整理了近百个品种全国范围内二十年来的生产加工适宜技术。这些适宜技术多源于基层，简单实用、被老百姓广泛接受，且经过长期实践、能够充分利用土地或其他资源。一些适宜技术尤其适用于经济欠发达的偏远地区和生态脆弱区的中药材栽培，这些地方农民收入来源较少，适宜技术推广有助于该地区实现精准扶贫。一些适宜技术提供了中药材生产的机械化解决方案，或者解决珍稀濒危资源繁育问题，为中药资源绿色可持续发展提供技术支持。

本套丛书以品种分册，参与编写的作者均为第四次全国中药资源普查中各省中药原料质量监测和技术服务中心的主任或一线专家、具有丰富种植经验的中药农业专家。在编写过程中，专家们查阅大量文献资料结合普查及自身经验，几经会议讨论，数易其稿。书稿完成后，我们又组织药用植物专家、农学家对书中所涉及植物分类检索表、农业病虫害及用药等内容进行审核确定，最终形成《中药材生产加工适宜技术》系列丛书。

在此，感谢各承担单位和审稿专家严谨、认真的工作，使得本套丛书最终付梓。希望本套丛书的出版，能对正在进行中药农业生产的地区及从业人员，有一些切实的参考价值；对规范和建立统一的中药材种植、采收、加工及检验的质量标准有一点实际的推动。

2017年11月24日

前　言

　　姜黄为姜科植物姜黄（*Curcuma longa* L.）的干燥根茎，主产于四川、云南、广东、广西、福建等地，在我国已有1000多年的栽培历史，在栽培过程中已形成了一套成熟的栽培技术，但也存在不少问题，如不合理的栽培密度、施肥方法、施肥时间、施肥次数等。同时，姜黄栽培的品种化程度低，生产中丰产稳产性差、药材质量不稳定等问题，严重影响了姜黄的产量和品质。因此，建立一套有效的姜黄生产加工适宜技术体系至关重要。

　　本书在对本草进行考证、参考古今文献、走访农户及姜黄加工企业和科学研究的基础上，从生物学特性、地理分布、生态适宜分布区域与适宜种植区域、种子种苗繁育、栽培技术、采收与产地加工技术、特色适宜技术、本草考证与道地沿革、药典标准、质量评价及现代研究与应用等方面对姜黄进行系统的论述，结合道地中药材姜黄生产和产地技术，形成姜黄优质标准化生产加工技术规范，加大姜黄生产加工适宜技术在各地区的推广应用。

　　在此衷心感谢中国中医科学院中药资源中心黄璐琦院士、各位专家及四川省中医药科学院的领导、同仁对本书编写工作的大力支持；感谢为本书提供技术服务的专家们以及在姜黄产区给予积极配合的农户、姜黄加工企业。

由于本书内容涉及面广、时间仓促，疏漏不妥之处在所难免，恳请广大读者提出宝贵意见，以便修订。

编者

2018年6月

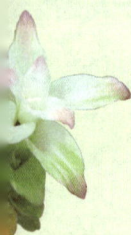

目　录

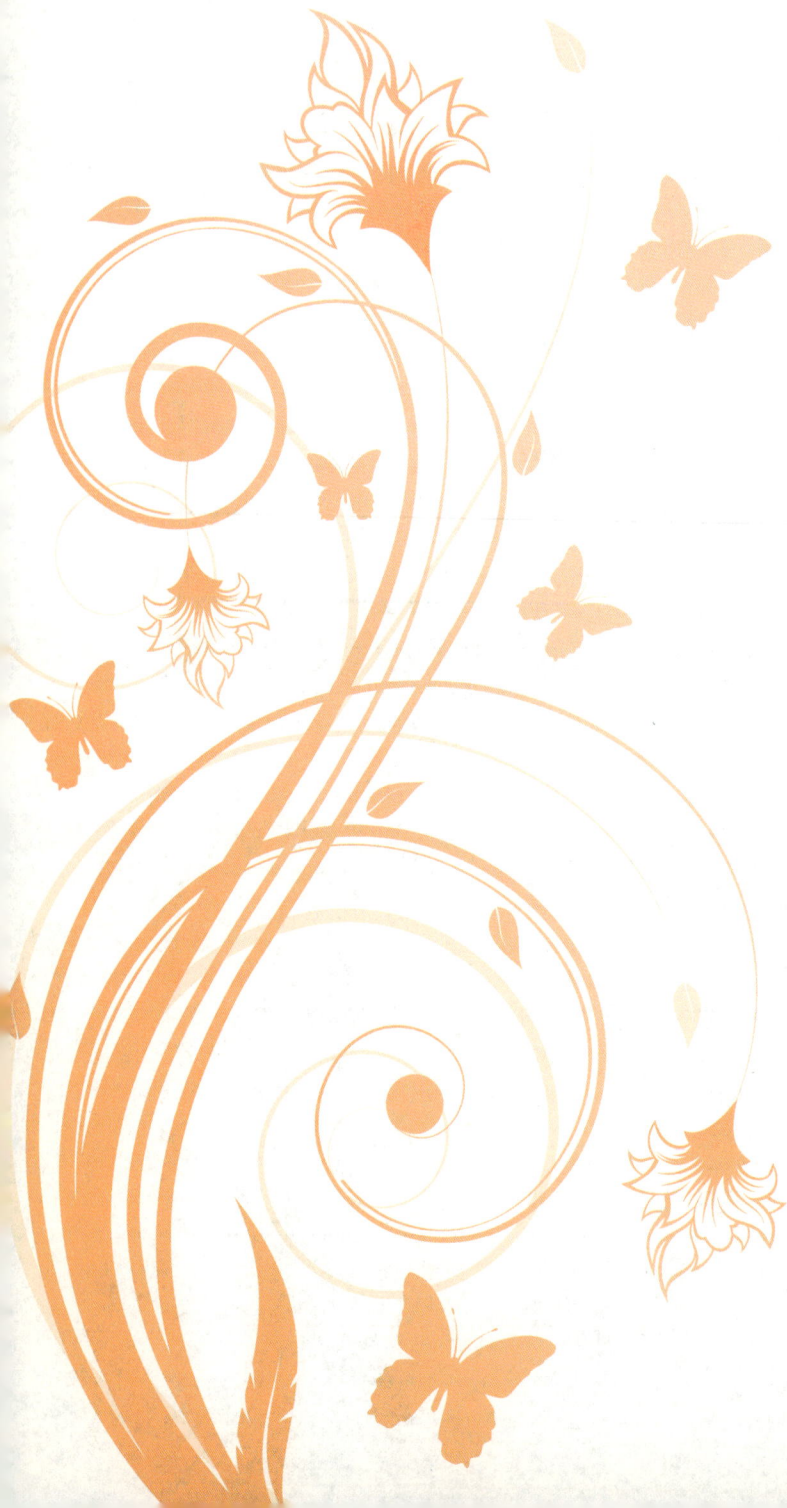

第1章

概　述

　　姜黄为姜科（Zingiberaceae）植物姜黄（*Curcuma longa* L.）的干燥根茎，具有破血行气、通经止痛、祛风疗痹的功效，主要用于胸胁刺痛、闭经、癥瘕、风湿肩臂疼痛、跌扑肿痛等症。姜黄的药用历史可以追溯到4000年前，印度、中国和印度尼西亚的古籍里都有对姜黄使用的记载。印欧语言留存的最古老的古籍——印度传统医学著作《阿育吠陀》中就有姜黄药用的记载，并称姜黄为"黄金香料"及"生命香料"。近年来其抗肿瘤、降血脂、抗凝血、抗炎、抗氧化等作用受到较大关注，不少报道指出姜黄素是有效的抗致突变剂，也是抗促癌剂，美国国家癌症研究所已将其列为第三代癌症化学预防药。

　　在中国，姜黄始载于《新修本草》，在《本草纲目》《本草拾遗》《日华子本草》《本草经疏》等文献中均有记载，为常用中、蒙、藏药之一。姜黄为多年生草本植物，喜欢湿热而阳光充足的地方，主要分布在中国、印度及其他亚洲热带和亚热带地区，在我国的四川、广西、福建等省区均有栽培。姜黄为著名的川产道地药材，道地产区位于四川乐山的犍为、沐川一带，产量居全国首位，年产姜黄约500吨，销全国各地，部分出口东南亚。

　　姜黄应用广泛，除药用外，还可用于着色剂、调味品、香料、防腐剂、美容品等。姜黄中含有多种成分，其主要有效成分为姜黄素、挥发油，姜黄素被FAO、WHO等组织及日本、美国等国家列为准许使用的食品添加剂之一。姜黄中的挥发油可作为食用香料，还可抑制痤疮；提取物作为沐浴液有保湿作用；姜黄粉可用于咖喱粉、腌菜等高级调味品的制作；新鲜的姜黄汁还有促进伤口愈合作用；姜黄渣可生产姜黄淀粉，可发酵稠酒，也可直接作饲料。姜黄的综合利用可以促进食品工业、日化工业、香料工业和医药工业的发展，具有很好的经济效益。

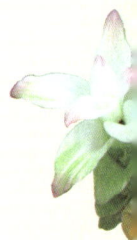

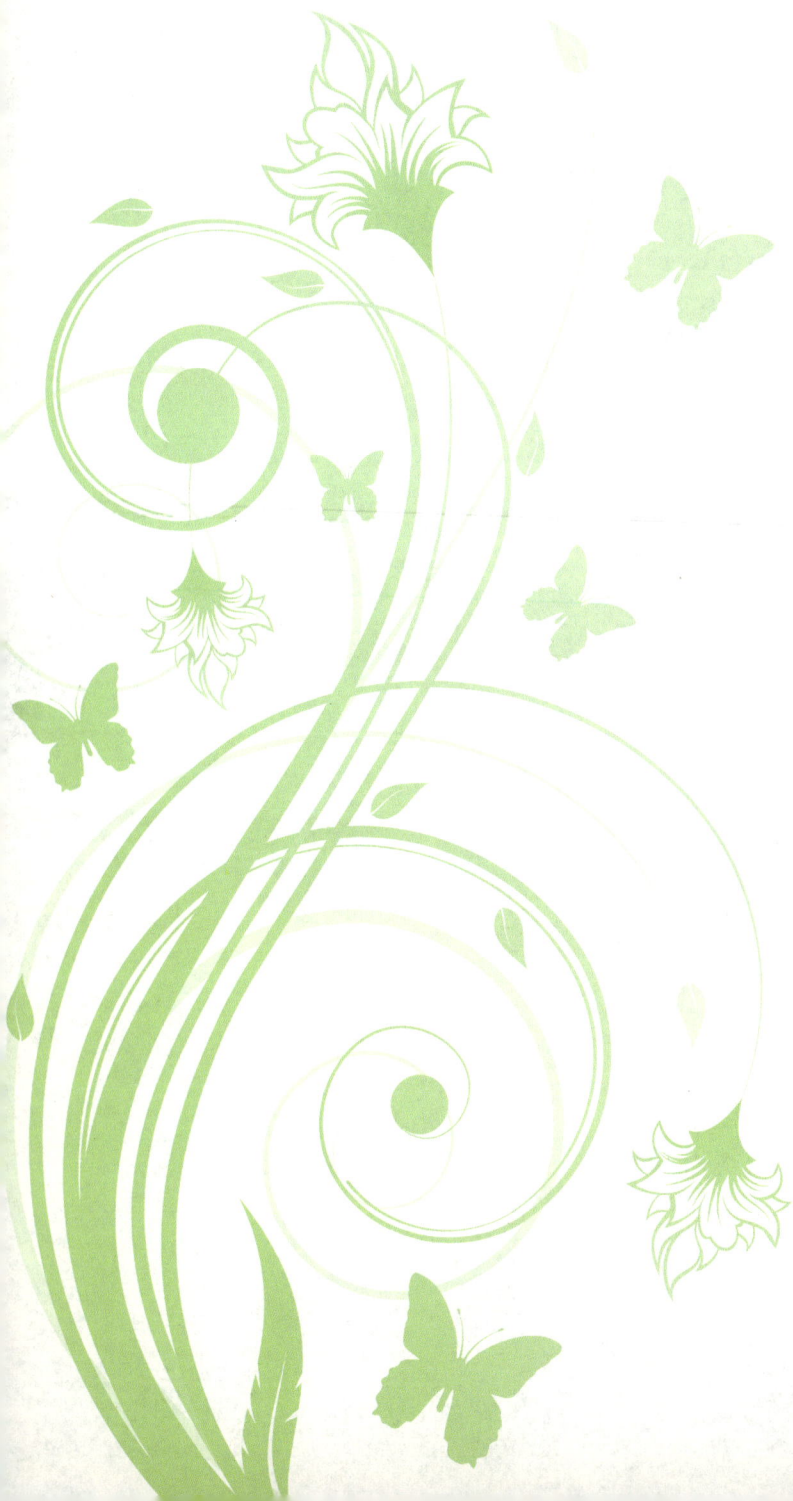

第2章

姜黄药用资源

一、形态特征及分类检索表

姜黄*Curcuma longa* L.为姜科姜黄属植物，株高1~1.5m，根茎很发达，成丛，分枝很多，椭圆形或圆柱状，橙黄色，极香；根粗壮，末端膨大呈块根。叶每株5~7片，叶片长圆形或椭圆形，长30~45（90）cm，宽15~18cm，顶端短渐尖，基部渐狭，绿色，两面均无毛；叶柄长20~45cm。花葶由叶鞘内抽出，总花梗长12~20cm；穗状花序圆柱状，长12~18cm，直径4~9cm；苞片卵形或长圆形，长3~5cm，淡绿色，顶端钝，上部无花的较狭，顶端尖，开展，白色，边缘染淡红晕；花萼长8~12mm，白色，具不等的钝3齿，被微柔毛；花冠淡黄色，管长达3cm，上部膨大，裂片三角形，长1~1.5cm，后方的1片稍较大，具细尖头；侧生退化雄蕊比唇瓣短，与花丝及唇瓣的基部相连成管状；唇瓣

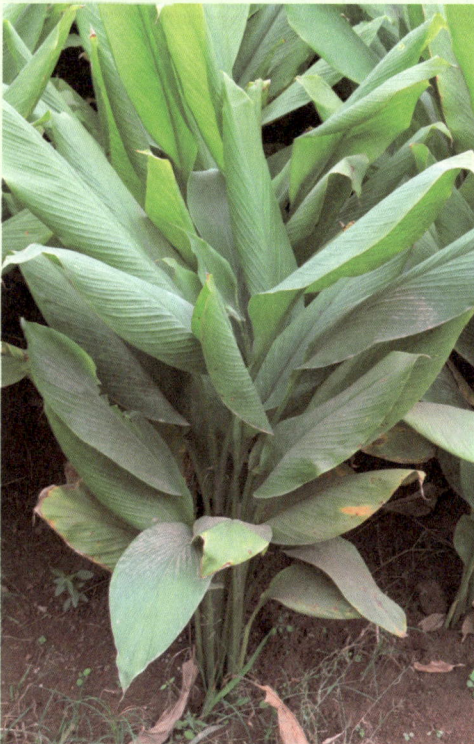

图2-1 姜黄植株

倒卵形，长1.2～2cm，淡黄色，中部深黄，花药无毛，药室基部具2角状的距；子房被微毛。花期8月（图2-1～图2-3）。

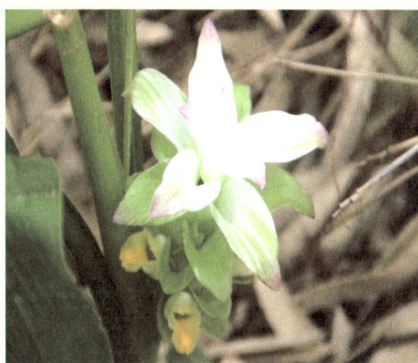

图2-2　姜黄花

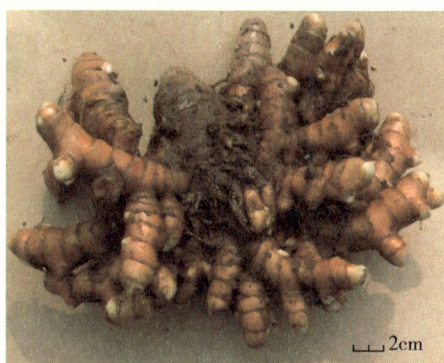

图2-3　姜黄鲜根茎

表2-1　分类检索表

1　多年生（少有一年生）、陆生（少有附生）草本，通常具有芳香、匍匐或块状的根状茎，或有时根的末端膨大呈块状。地上茎高大或很矮或无，基部通常具鞘。叶基生或茎生，通常二行排列，少数螺旋状排列，叶片较大，通常为披针形或椭圆形，有多数致密、平行的羽状脉自中脉斜出，有叶柄或无，具有闭合或不闭合的叶鞘，叶鞘的顶端有明显的叶舌。花单生或组成穗状、总状或圆锥花序，生于具叶的茎上或单独由根茎发出，而生于花葶上；花两性（罕杂性，中国不产），通常二侧对称，具苞片；花被片6枚，2轮，外轮萼状，通常合生成管，一侧开裂及顶端齿裂，内轮花冠状，美丽而柔嫩，基部合生成管状，上部具3裂片，通常位于后方的一枚花被裂片较两侧的为大；退化雄蕊2或4枚，

其中外轮的2枚称侧生退化雄蕊，呈花瓣状，齿状或不存在，内轮的2枚联合成

一唇瓣，常十分显著而美丽，极稀无；发育雄蕊1枚，花丝具槽，花药2室，具

药隔附属体或无；子房下位，3室，中轴胎座，或1室，侧膜胎座，稀基生胎座

（中国不产）；胚珠通常多数，倒生或弯生；花柱1枚，丝状，通常经发育雄蕊

花丝的槽中由花药室之间穿出，柱头漏斗状，具缘毛；子房顶部有2枚形状各

式的蜜腺或无蜜腺而代之以陷入子房的隔膜腺。果为室背开裂或不规则开裂的

蒴果，或肉质不开裂，呈浆果状；种子圆形或有棱角，有假种皮，胚直，胚乳

丰富，白色，坚硬或粉状 ………………………………… 姜科（Zingiberaceae）

2 叶二行排列，叶鞘通常上部张开；侧生退化雄蕊大或小，或不存在；子房顶

部有各式各样的蜜腺；植物体有芳香味 …………………………………………

…………………………………… 姜亚科（Zingiberoideae K. SCHUM.）

3 侧生退化雄蕊大，花瓣状，与唇瓣分离；唇瓣基部不与花丝连合；子房3

室，中轴胎座 ……………………… 姜花族（HEDYCHIEAE O. G. PETERS.）

4 有肉质、芳香的根茎；地上茎极短或缺。叶大型，通常茎生，叶片阔披

针形至长圆形，稀为狭线形。穗状花序具密集的苞片，呈球果状，生于

由根茎或叶鞘抽出的花葶上，先叶或与叶同出；苞片大，宿存，内凹，

基部彼此连生呈囊状，内贮黏液，每一苞片内有花2至多朵，排成蝎尾

状聚伞花序，花次第开放，上部的苞片内常无花，有颜色，小苞片呈佛

焰苞状；花萼管短，圆筒状，顶端具2～3齿，常又一侧开裂；花冠管漏

斗状，裂片卵形或长圆形，近相等或后方的1枚较长且顶端具小尖头 …

…………………………………………………… 姜黄属（*Curcuma* L.）

5　叶两面均无毛。

6　植株秋季开花，花序由顶部叶鞘内抽出；根茎内部橙黄色…………

………………………………………………… 姜黄（*Curcuma longa* L.）

二、生物学特性

（一）生长特性

姜黄是一种块根茎植物，适宜生长在海拔800m以下的低山、平坝、丘陵地带。种植姜黄应选择弱酸性至中性、土层深厚且排灌方便、疏松肥沃的壤土。种植姜黄的土地需年日照充足，宜选择年平均日照在957.9小时左右的地区。姜黄在芽期及苗期需中度遮阴，而在植株生长期间需充足的阳光。生长周期约为230天，出苗期4月中下旬，枯苗期11月下旬至12月中下旬。

（二）姜黄个体发育过程

根据姜黄生长发育特点，结合姜黄的干物质累积动态与生长中心的转移，将姜黄的个体发育划分为3个时期。

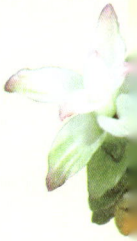

1. 苗期

5月初出苗至8月中旬止。此期根系发育基本完成，生长中心为叶和根，形成8叶。

2. 根状茎（子姜）形成期

8月下旬到10月上旬。8月下旬从母姜上开始形成根状茎，并不断膨大、伸长。光合产物主要用于叶片和母姜的生长，根系在苗期的基础上继续生长。生长中心为叶和母姜，并逐渐向子姜转移。此期共形成5叶。

3. 根状茎充实期

从10月中旬到1月初收获。叶片逐渐枯死，根状茎充实后期叶面积急剧下降。生长中心主要为根状茎，光合产物迅速而大量地向根状茎运转，根状茎干物质增长较快，于12月下旬达最大值。

（三）叶的生长

1. 叶片的生长

姜黄叶的数量随生育进程而增加，一生中共形成13叶左右。在个体发育中，植株绿叶数随生育进程而增加，于9月下旬达最大值（均值为7.8叶），以后逐渐下降，至12月下旬全部枯死。早期形成的叶片寿命短；在中期形成的叶片寿命最长，随着叶序的增加，叶面积逐渐增加。

姜黄叶的形成是连续进行的，叶形成的速度取决于植株的生育状况、营养条件、其他外界条件以及顶端分生组织的生活力。叶的发生强度（相邻叶发生的间隔）主要因生育时期而异。苗期、根状茎形成期分别形成8、5叶，叶的发生强度分别为12.3、10.9天/叶。

叶片的枯萎强度以根状茎充实期最大（11.6天/叶），其次为根状茎形成期（13.8天/叶），以苗期最小（44.5天/叶）。随生育进程的进行，枯叶数逐渐增加，苗期、根状茎形成期和充实期的枯叶数均值分别为2.2、3.9、6.9叶。

2. 植株叶面积

在姜黄一生中，苗期叶面积较小，根状茎形成期叶面积急剧增加，至9月下旬达最大值，到根状茎充实期，叶面积大幅度下降。

（四）干物质累积动态与分配

1. 干物质累积量

姜黄各器官干物质累积量随生育进程而逐渐增加。叶、根和母姜的干物质累积量在根状茎形成期急剧增加，10月下旬至11月上旬，叶、根和母姜的干物质累积量最大。到根状茎充实期叶干物质累积量很小，根和母姜则不再积累干物质。子姜和块根的干物质累积量随生育进程而逐渐增加，于12月下旬达最大值。全株干物质累积规律为苗期慢，根状茎形成期及充实前期快，根茎充实后期减慢，整个过程呈 S 曲线。

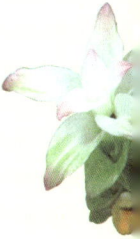

2. 干物质日增量

在苗期，根和母姜的干物质日增量较小，至根状茎形成初期达最大值。到生育中后期，根的干物质日增量逐渐下降，母姜的干物质日增量则急剧下降。叶的干物质日增量在苗期最大，到根状茎形成期其值相对稳定，根状茎充实期则逐渐下降。子姜和块根的干物质日增量随生育进程而增加，至11月下旬子姜达最大值，块根则于12月上旬达最大。由上分析知，在子姜形成前，根和母姜中有一个干物质累积高峰，此过程对子姜的形成具有重要意义。

3. T/R 比值

7月前T/R值逐渐上升，7～8月达最大值，随后T/R比值逐渐下降，至根状茎充实期 T/R 比值小于1。

4. 干物质分配率

干物质分配率在生育期间有较大的变化。苗期，干物质主要分配到叶（全株的70%），其次为根（10%～15%）和母姜（15%～20%）。根状茎形成期，干物质主要分配在叶和子姜叶，叶为全株干物质重50%～70%，子姜0～25%，母姜10%～15%，根10%～15%。根状茎充实期，干物质主要分配到子姜中，子姜（8月下旬形成）为全株干物质的25%～60%，根2%～4%，叶25%～50%，母姜6%～9%，此期的生长中心为子姜。收获时，子姜为全株干物质的65%左右。

三、地理分布

产区主要分布在中国、印度、孟加拉国、泰国、柬埔寨、马来西亚、印度尼西亚和菲律宾等亚洲热带和亚热带地区。在我国主要分布于华东、华南、西南地区。主产于四川犍为、沐川、宜宾、崇州及双流周边地区。福建武平、龙岩，广东佛山、花都、番禺，江西铅山等地亦产。

四、生态适宜分布区域与适宜种植区域

分布于四川、云南、西藏、广东、广西、福建、台湾等地，多为栽培，少野生。四川犍为、沐川、双流、乐山、宜宾、屏山、兴文、筠连，贵州兴义、关岭、紫云，广东佛山等地均适宜生产；尤以四川犍为、沐川最为适宜。

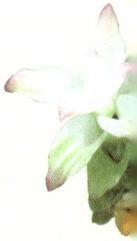

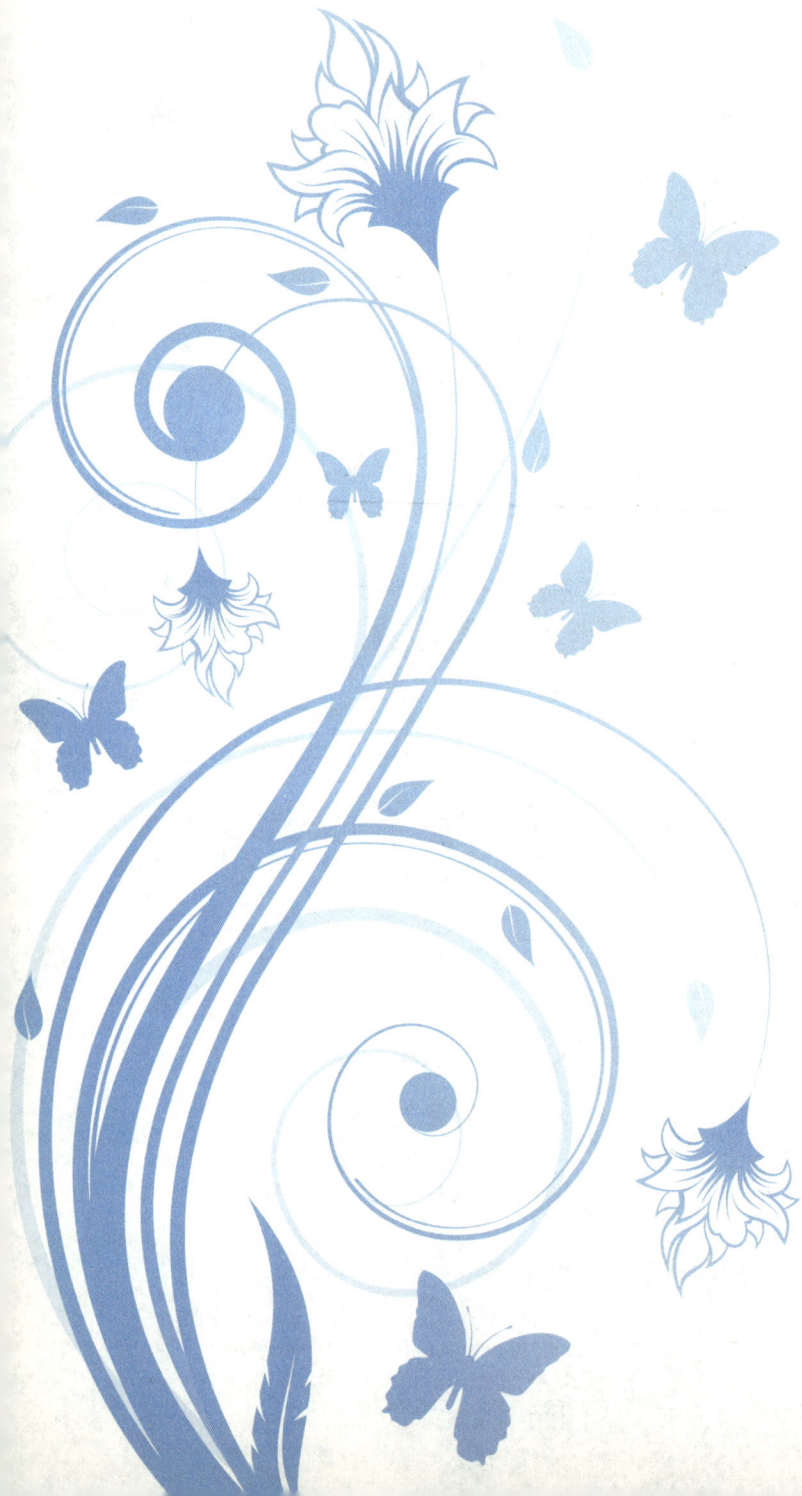

第3章

姜黄栽培技术

姜黄主要栽培于四川、云南、贵州、广西、广东等地，栽培技术较为简单，各产地间因地理环境、气候、人为因素等不同，其种子种苗繁育、栽培技术、采收与产地加工技术有所不同。

一、种子种苗繁育

姜黄以根茎进行无性繁殖。收获时，选择肥大、体实、无病虫害的根茎留种，堆贮于室内干燥通风处，厚30～40cm，防日光照射，并适时翻动1～2次，避免发芽，或抖去附土稍晾后立即下窖，或用沙藏于室内。姜黄不能用老母姜作种。春季栽种前取出，除去须根，把母姜与子姜分开，以便分期播种。如果子姜过小就不分开，因为种姜过小，植株会生长不良、产量低。

二、栽培技术

（一）四川地区姜黄栽培技术

1. 宜栽地区及环境

四川犍为、沐川、乐山等地，海拔300～800m，中亚热带湿润气候区，年均气温>16℃，年均降雨量1000mm左右，年无霜期≥300天，为姜黄的适宜栽培区域。土壤质量应符合GB15618二级标准，农田灌溉水质量应符合GB50842标准，空气质量应符合GB3095二级标准。

2. 选地

选择向阳、排水良好、地势平坦的地块，土层深度大于40cm、耕层不低于20cm的重壤或中壤类土壤，不宜选轻沙壤类土壤，土壤pH 6.5～7.5。

3. 整地

栽前翻地，深翻25cm，结合整地每亩用1～2kg哈茨木霉菌施入土表层，整地深翻土时将其混合在土内，能有效防治姜黄根腐病。种前再犁一次，深20cm左右，使土层松碎，耙细整平，按宽5m开厢，沟深20cm，并挖好防洪沟和排水沟。

4. 基肥

每亩施农家粪水2500～3000kg，P_2O_5 40～45kg，油饼50kg或草灰200～300kg。

5. 栽种期

姜黄以4月初栽种为宜。其中芽姜应早栽10～15天。因芽姜发芽慢，子姜发芽早，混栽生长不整齐，不利于植株发育和管理，须分别栽种。

6. 栽种方法

播种时间为清明前。采用穴播，每亩播种5000窝左右，行距35～40cm，穴距35cm左右，穴深8～10cm，口大而底平，行与行间的穴交错排列。下种前每穴施清粪水和过磷酸钙，肥料上盖一层薄土，每穴放种姜1块，覆盖细土，厚

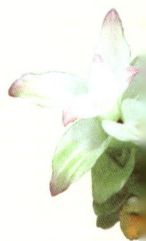

3～4cm（图3-1）。

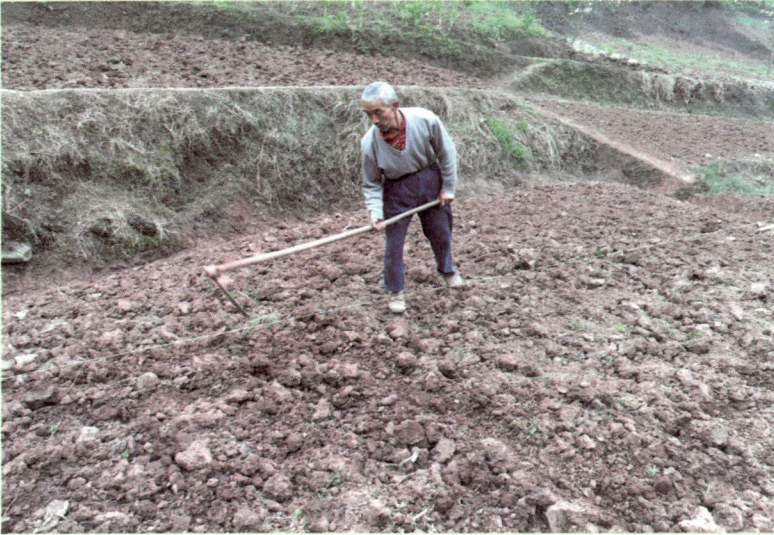

图3-1　姜黄播种

7. 田间管理

（1）中耕除草　姜黄一般进行3次除草：种植10天左右时，可用除草剂进行除草；一个多月后开始进行第二次除草，多为人工除草，可同时对姜黄地进行浅中耕，保持土层疏松；第三次除草在8月上中旬，此时姜黄生长旺盛，应注意除净杂草。

（2）中耕松土　每年的7月中下旬到8月初是姜黄植株地下和地上生长最活跃的时候，要及时进行培土，一般培土的高度为8～12cm，可有效防止植株倒伏。中耕宜浅，因姜黄根茎横走入土不深，若中耕过深，易伤根系。

（3）追肥　姜黄在每次中耕时可以同时进行追肥，以人畜尿粪为主要肥料，也可施饼肥、堆肥等。首次施肥宜在姜苗出齐后即4～5月，在中耕除草的同时进行，适施磷肥，重施氮肥。每亩可施1800kg左右的人畜尿粪，同时加入10kg左右的过磷酸钙，以促进姜黄地上部分的生长。施肥时应避免肥料直接接触姜黄种苗，若接触，应用水淋，避免植株被灼烧，造成死苗。5～6月，植株的生长速度加快，在上次施肥后20天左右，宜追施氮磷钾复合肥，用量为每亩70～90kg，在施肥同时盖土，以防肥料流失，提高利用率。在7～8月进行最后一次追肥，需施磷钾肥，每亩施厩肥、草木灰及磷酸二氢钾（每亩20kg）等混合肥2000kg。最后一次施肥时间不应迟于8月底，过迟，植株近枯苗，肥效不能充分发挥。若土壤肥沃，也可减少施肥量。

（4）灌溉　在天气干旱、土层干燥时进行灌溉和淋水，应在早上或傍晚用稀释过的人畜粪尿水浇灌，以保持土壤湿润。在施肥前后，如遇到干旱少雨天气，需及时浇水保湿，促进姜黄苗更好地吸收水肥，保证植株正常生长。

（5）排水防涝　姜黄喜温暖湿润，怕积水，在雨水季节，要挖好防洪沟，及时进行排水防涝，避免姜黄被水淹而致烂根和死苗。

8. 病虫害防治

贯彻"预防为主，综合防治"的植保方针。通过选育抗性品种、培育壮苗、科学施肥、加强田间管理等措施，综合利用农业防治、物理防治、生物防治，配合科学合理的化学防治，将有害生物控制在允许范围内。农药安全使用

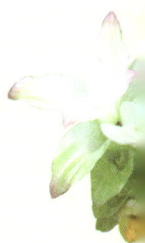

间隔期遵守国标GB8321.1-7，没有标明农药安全间隔期的品种，收获前30日停止使用，执行其中残留量最大的有效成分的安全间隔区。

（1）病害

①根结害虫：7～11月发生。主要为害根部，引起生长发育不良，叶色褪绿变白，根上形成瘤状结节。防治方法：选用抗病品种；实行水旱轮作进行防治。

②黑斑病：为害叶片。防治方法：收获后，清除病叶烧毁；喷施50%托布津500倍液。

③根腐病：多发生于高温多雨季节。初发病时，多侵害姜黄苗主须根的根尖，呈黑褐色，至根系维管束呈褐色病变。后期整个姜黄根部腐烂，只剩外皮，整个地上茎叶部分萎蔫，而后逐渐枯死。防治方法：雨季加强田间排水，保持地内无积水；将病株挖起烧毁，病穴撒上生石灰消毒；植株11～12月自然枯死时及时采挖，防止块根腐烂；发病期灌浇50%退菌特可湿性粉剂1000倍液。

④炭疽病：一般叶尖及叶缘先出现病斑，有的数个病斑连成病块，使叶片变褐干枯。综合防治措施：配方施肥，增施磷、钾肥，防止植株生长过旺；发病初期清除病叶烧毁；可用40%多硫悬浮剂500倍液或50%苯菌灵可湿性粉剂1000倍液喷施，间隔10～15天喷1次，连喷2～3次。

⑤茎腐病：也称茎基腐病，茎或茎基部腐烂。开始呈现出水浸状病斑，而后逐渐扩大侵入幼嫩部位，整个叶片呈枯萎状，并致使整株枯死，此病多发生在排水不良、植株过密的地段。防治方法：在整地前和姜黄采收后对土地各施1次草木灰和石灰（3∶1），每亩15～20kg；对姜黄叶片和根茎部喷洒0.2%高锰酸钾液，每亩喷50kg，每次喷药后施石灰和草木灰混合物（1∶3），每周1次，喷3～4次，不施用未腐熟的有机肥；深翻土地，合理轮作，及时处理病残株。

⑥斑枯病：此病多在高温高湿的夏秋季节出现，以8月最多见，主要为害姜黄的叶片。发病时叶上多出现直径1～3mm类圆形的病斑，边缘暗褐色，中部灰白色，其病斑上着生黑色点状分生孢子器。发病严重时，出现成片的病斑，最后致整个姜黄枯死。防治方法：优选抗病的姜黄种茎；选择透光通风湿润的种植田，并在播种前对土地深耕；增加磷钾肥的施用量，增强抗病力；实行轮作，避免连作；发病初期喷施30%碱式硫酸铜悬浮剂400倍液，每周1次，连续3～4次。

（2）虫害

①二化螟：为害株心。防治方法：用90%美曲膦酯500倍液灌心。

②台湾大衰蛾：咬食叶片。防治方法：人工捕杀；用90%美曲膦酯800～1000倍液喷雾。

③姜弄蝶：以7～8月危害最重，幼虫为害叶片。防治方法：人工摘除虫

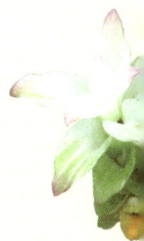

苞；幼虫期防治，可用20%天达虫酰肼悬浮剂1500倍液、10%除尽悬浮剂2000倍液、10%高效灭百可乳油1500倍液、20%氰戊菊酯乳油1500倍液、5%抑太保乳油1500倍液、2.5%菜喜悬浮剂3000倍液等，交替用药，收获前10天停止用药。

④玉米螟：为害姜苗。初孵幼虫从茎的基部钻入，蛀食茎，造成顶端萎蔫干枯。防治方法：烧毁越冬寄主秸秆，消灭越冬场所；每亩用200~300g BT乳剂喷姜田和叶心；用80%美曲膦酯200倍液灌叶心；种植玉米诱集带，降低姜田受害率。

⑤地老虎：为害幼苗，造成倒伏。防治方法：清洁田地，铲除田地及地边、田埂和路边的杂草；实行秋耕冬灌、春耕耙地，结合整地、人工铲埂等，可杀灭虫卵、幼虫和蛹；用桐花于傍晚诱其出土，在清晨人工捕捉幼虫；每亩用25%敌百虫粉剂拌细土15kg，撒于植株周围，结合中耕，使毒土混入土内进行毒杀；或每亩用90%晶体敌百虫100g与炒香的菜粒饼5kg做成毒饵，撒在田间诱杀；用50%辛硫磷乳油800倍液、20%菊杀乳油1000~1500倍液或2.5%溴氰菊酯（敌杀死）乳油3000倍液药剂喷雾防治。

⑥蛴螬：又名白地蚕，是金龟子的幼虫。4月中旬开始为害，夏季最盛。被害的根状茎呈星点状或凹凸不平的空洞状。防治方法：播种后要用细土盖严有机粪肥，防止蛴螬集中危害，可在早晨姜黄幼苗受害处翻土杀灭幼虫；诱集

毒杀幼虫，将炒香的麦麸或豆饼5kg配以90%敌百虫200g，加水适量拌匀，每亩用1.5～2.5kg，傍晚撒于土面诱杀蛴螬；用90%敌百虫800倍液，或5%辛硫磷800倍液，每亩用液40～50kg喷施防治。

9. 采收

姜黄的采收时间多数在当年12月中、下旬，在地上部分枯萎后进行，选择晴天，割去地上部分，用长锄、镐或齿耙在距离苗8cm处深挖，一株一株地将泥土翻起，刨出整个地下部分，抖净泥土，摘下根茎。

10. 加工

采收后的姜黄除去杂质，经煮（或蒸）后的姜黄容易干燥，而直接干燥所需时间较长，若遇天气不好容易引起发霉变质，影响有效成分的含量。所以，加工方法宜选择煮（或蒸）后再晾干或烘干为好。

11. 留种与贮藏

在姜黄收获时，选择完整无损、根茎肥大、体实无病虫的姜块作种，另外放置干燥，老母姜不能作种，以免影响下一代质量。

采收加工好的姜黄需用编织袋包装，贮藏在阴凉干燥处。其贮藏年限以1～2年为宜，贮藏期间，应注意避光，避免与碱性物质接触，应定期检查，消毒，保持环境卫生整洁，经常通风，注意防潮，防霉变、虫蛀，若发现轻度霉变或虫蛀，应及时翻晒。

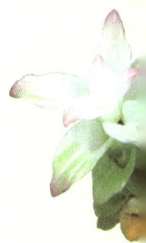

（二）广西地区姜黄栽培技术

1. 选地

姜黄喜气候湿润、阳光充足、雨量充沛、土层深厚、土质疏松肥沃的地区，怕积水、忌连作。应选择交通便利、地势平缓、25°以下的坡地或平地，并且以排、灌水良好的肥沃壤土为宜。

2. 整地

一般在冬季12月至次年2月进行，采用一犁两耙，深翻土25cm左右。种前再犁耙1次，使土层松碎，地面平整，然后起畦，畦高0.25m，宽1.2m，长10m，并挖好防洪沟和排水沟。

3. 选种

选用无病虫害、个头中等、完整无损伤的块茎作为种姜，并且把大块种姜轻轻剥开，每块保留3～5个芽。

4. 种植时间

因地区不同而略有差异，一般是每年的2月初至3月中旬。通常采用地下块茎穴栽法。

5. 种植方式

一般采用1畦双行或品字形3行，株行距采用0.5m×0.6m或0.6m×0.8m，畦间距为55cm，种植穴深5cm，宽20～25cm，每亩可种植4000～4500窝。种植前每穴放入磷肥和草木灰混合肥料0.75～1.0kg，折约每亩1000～2000kg。植入种姜块（每亩约200kg）后覆土。若土层干燥，下种后淋定根水。姜黄的种植密度与生长发育、产量有着密切的关系，应以品种、土壤、气候条件和栽培管理水平来确定。在畦面上盖1层稻草或甘蔗渣等以保持土壤湿润、增加土壤有机质含量、防止水土流失，同时抑制或减少杂草发生，有利于种苗生长。

6. 田间管理

（1）除草和中耕培土　种姜植后25天左右长芽，待姜苗长到10～15cm时，必须要人工除草（不得使用除草剂），此次除草最为关键。每年的7月中下旬到8月初是姜黄植株地下和地上生长最活跃的时候，要及时进行培土，一般培土的高度为8～12cm，可有效防止植株倒伏。培土后，姜黄的生长旺盛，草少，只需用刀割草即可。

（2）施肥　促苗肥：以氮肥为主，一般在雨后直接撒施，用量每亩30～40kg，在种苗出齐后，大约5月中旬，结合第1次中耕除草进行。操作时避免肥料直接与植株接触，一旦接触，用水淋，避免灼烧植株，造成死苗。

壮苗肥：5月底到6月初，这段时间植株的生长量在加快，而且与上次施肥间隔有15～20天以上，要及时追施富含N、P、K的复合肥，用量每亩70～90kg，边施肥边盖土，防止肥料流失，提高利用率。

壮姜肥：这次肥至关重要，可有效提高姜黄产量和延长植株生命，也是抗

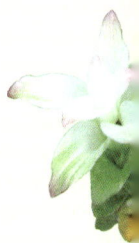

倒伏的一次有效措施。施肥时间是每年的7月中下旬，这时候是植株地下块茎和地上植株快速生长的时期，需要大量的水分和各种营养物质，应以富含多种营养成分的高效、长效腐熟农家肥为主，结合增施钾肥或复合肥，并结合中耕培土一起进行，每株施用腐熟农家肥1.5kg，钾肥或复合肥0.1kg（复合肥与农家肥一起沤熟后施用，钾肥直接施用）。

（3）水分管理　姜黄喜湿润，怕积水，在7～8月的雨水季节，要挖好防水（洪）沟，及时排水防涝，避免烂根和死苗。每次施肥前后，如遇干旱少雨，就要及时淋水保湿，提高植株吸收水肥能力，保证植株正常生长。在9月份以后，广西已经进入干旱少雨季节，每20天或30天淋水1次，这样既可保证植株的正常生长又可有效地提高姜黄产量，还可以预防植株过早倒伏，延长生长期。

7. 病虫害防治

（1）病害

①炭疽病、根腐病：炭疽病主要为害茎、叶，发病初期，喷50%多菌灵可湿性粉剂500倍液，每10天喷1次，可有效抑制。根腐病多发生在当年的6～8月和12月以及次年的1月，发病初期侧根呈水渍状，经过一段时间后变成黑褐色，姜块开始腐烂，并向上蔓延导致茎叶发黄，植株枯萎，最后全株死亡。防治方法：雨季注意加强田间排水，保持地下无积水；将病株挖起烧毁，病穴撒上生

石灰粉消毒；发病期灌浇50%退菌特可湿性粉剂1000倍液；植株在11～12月自然枯萎时及时采挖。

②叶斑病：生长季节为害叶片，借风雨传播蔓延，扩展较快，高温高湿有利于该病发生和流行，连作地发病重。发病初期呈现大型水浸状斑，中部色较浅，后渐干枯，四周具浅绿色水渍状晕环，病斑大小15～20mm；后期病斑中间呈薄纸状，浅黄色，易破碎，病斑上可见数量不多、不大明显的小黑粒点。防治方法：选用抗病品种；发病地收获后进行深耕并实行轮作；注意苗床通风透光，降低湿度；多施磷钾肥，增强抗病力；发病初期喷洒30%碱式硫酸铜悬浮剂400倍液；代森氨水1000倍液，每周1次，连续3～4次。

③茎腐病：也叫茎基腐病，茎或茎基部腐烂。初呈水浸状病斑，后逐渐扩大而侵入幼嫩部位，叶片呈现枯萎状，并导致全株枯死，在植株过密和排水不良的地段发生。防治方法：每年3月和10～11月各施1次石灰和草木灰混合物（1∶3），每亩15～20kg；用0.2%高锰酸钾液（每亩50kg）喷洒叶片和根茎部，每次喷药后撒施1∶4的石灰和草木灰，每周1次，共喷3～4次；合理轮作，深翻土地，清除病残株，不施用未腐熟的有机肥。

（2）虫害

①地老虎、蛴螬：于幼苗期咬食植株须根，使块根不能形成，造成减产。防治方法是每亩用25%敌百虫粉剂2kg，拌细土15kg，撒于植株周围，结合中耕

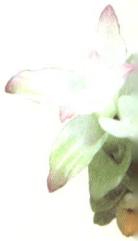

混入土内；或每亩用90%晶体敌百虫100g与炒香的菜粒饼5kg做成毒饵，撒在田间诱杀。

②钻心虫：一般在8月以后钻蛀植株心叶，造成植株提早干枯，块茎不充实，从而影响质量和产量。可用40%乐果乳油1000倍液或90%敌百虫原粉800倍液喷洒。

8. 收获

一般从当年的12月下旬到次年的2月上中旬均可进行采挖，每年1月份开挖为最佳。姜黄在12月下旬以后，叶片逐渐干枯，整个植株也慢慢枯萎，这时地下块茎已充实，姜黄素和一些内含物也达到最高值，是采收的好时机。12月下旬至次年2月上旬是姜黄块茎的休眠期，也可以在这段时间采收。过早，块根含水量高，不充实，干燥率低，影响产量；过迟，姜黄块茎发芽或赶上雨水季节，块根水分增加，不易晒干或晒干时易起泡，降低产品质量。收获时可用牛犁或人工采挖块茎，除去根须、泥土和烂姜等，放置在通风处。

9. 贮藏

有两种方式，一是沙藏，就是把采挖回来的姜黄块茎和沙子一起混放，最外层再覆盖1层5～8cm厚的沙子，以减少块茎的水分蒸发。如果沙子太干，就喷一些水，但不宜过湿，手抓成团、放手散开即可；二是原地越冬不采收，就是把块茎留在地里过冬，直到3月上旬才采收，这种方式对用来作种的种茎来说是比较好的，即挖即种，出芽较快，同时也可减少人工投入。

（三）贵州地区姜黄栽培技术

1. 宜栽地区及环境

姜黄在贵州的宜栽地区为贵州南北盘江、红水河、赤水河、都柳江、乌江等流域海拔1000m以下的中低山河谷地区，属于南亚热带和中亚热带气候，年均温16.8～21.3℃，最热月（7月）均温26～31℃，最冷月（1月）均温5～11℃，大于10℃年有效积温4800～6800℃，无霜期285～360天，年降水量1000～1500mm，四季分布不均，有冬春干旱、夏季潮湿、雨热同步的特点。根据姜黄的生长发育特性正适宜于该区种植，且这部分地区土壤、空气、水亦未受到污染，具有生产安全、无公害食（药）品的环境资源。

2. 选地

选择排灌方便、土层深厚（耕作层深25cm左右）、肥沃、疏松、坡度小于40°、平均气温在14～17.9℃、降雨量在1000mm以上的区域种植。

3. 整地

用机械或人畜深翻土层25cm左右，耙细整平，作畦高25cm，宽120cm，用厩肥或堆肥45～60t/hm^{2}作基肥。

4. 栽种时间

以3月下旬至4月初栽种为好，其中芽姜应早栽10～15天。因芽姜发芽慢，

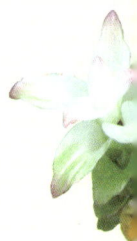

子姜发芽早，混栽生长不整齐，不利于植株发育和管理，须分期分别栽种。

5. 栽种方法

行距35～40cm，株距30～35cm，穴深15cm，种植穴要求口大底平，穴内土块要细，每穴栽萌芽的种姜1个，芽朝上，并将种姜按一下，使其与土壤密接然后覆盖细土3～4cm，用种量为1800～2250kg/hm^2。

6. 田间管理

（1）中耕除草　一般进行3次中耕除草，第1次除草在5月初苗高10cm左右时进行；第2次在6月底至7月初中耕结合除草；第3次除草在8月初进行。保持田间清洁无杂草。

（2）追肥　在贵州地区，姜黄的苗期在5月上旬至8月上旬，根状茎（子姜）形成期在8月下旬到10月底，子姜充实期在10月中旬到次年1月初。子姜随生育进程产量逐步增加，到12月下旬达最大值。结合每次中耕进行追肥，肥料以人畜粪尿为主，也可施堆肥、饼肥、复混肥等，每次追畜粪尿15～22.5t/hm^2，或复混肥2250～3000kg/hm^2。

（3）灌溉　土壤要保持湿润，在天气干旱、土层干燥时（特别是7～8月），应在早上或傍晚进行灌溉和淋水，使其正常生长。雨季要防止积水，以免引起根茎或块根腐烂。

7. 病虫害防治

（1）病害　主要是根腐病，多发生在6～7月或12月～次年1月，其预防措施主要为加强田间排、灌水管理，烧毁病株，并用生石灰撒病穴，及时采挖，发病期灌浇50%退菌物可湿性粉剂1000倍液。

（2）虫害　主要是蛴螬，幼苗期咬食姜黄的幼根，造成减产。可用25%敌百虫粉剂2kg，拌细土15kg撒于植株周围；或清晨人工捕捉幼虫；或用90%晶体敌百虫1.5kg/hm^{2}与炒香的菜粒饼75kg/hm^{2}做成毒饵，撒在田间诱杀。

8. 采收

冬至后，当植株茎叶逐渐枯萎，块根已生长充实即可采收，采收时应从畦边挖深沟25～30cm，将单株姜黄根茎和块根挖起分别运放。

9. 留种

在收获时选择根茎肥大、完整无损、体实无病虫的作种，不能用老母姜作种。春季栽种前取出预留的种姜块，除去须根，需将子姜与芽姜分开，便于先后栽种。

10. 贮藏与加工

堆贮于室内干燥通风处，堆厚30～40cm，防阳光照射，并适时翻动1～2次，避免发芽，或抖去附土稍晾干后立即下窖，或用沙藏于室内干燥处，并注意防蛀。加工炮制时，拣去杂质，用水浸泡，但不宜过久，洗净捞起，润透后切片、晾干，晾干时不宜曝晒，防止挥发油损耗。加工后的姜黄装入袋内放干

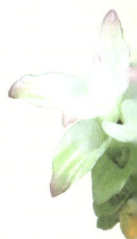

燥处，注意做好防虫、防霉工作。

三、采收与产地加工技术

（一）采收

最适宜采收期为1～3月。采挖不宜过早，过早块根不充实，干燥率低，影响产量，但也不可迟延到雨水季节，因到雨水季节时，块根水分增加，干燥时易起泡，降低产品质量。当植株茎叶逐渐枯萎，块根已生长充实，即可采收。选择晴天采挖，割去地上叶苗，从畦边挖深约25～30cm，依次将一株一株的姜黄根茎和块根挖起，摘除块根，去除根茎上附着的泥土和须根。注意不要伤到姜黄的根茎。采收完毕后及时清洁田园，将枯叶、杂草等清理干净（图3-2）。

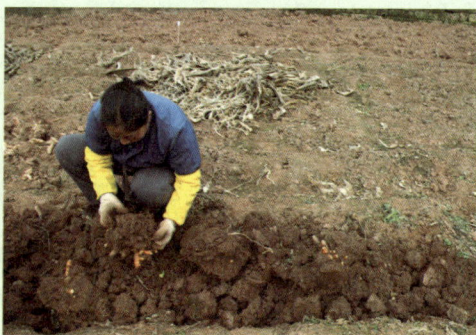

图3-2　姜黄采收

（二）产地加工技术

将采收的姜黄洗净，放入开水中焯熟，捞起略晾干水分后上炕烘干；烘干后在撞笼中撞去粗皮，即成为外表深黄色的干姜黄。摇撞时略喷些清水，同时散入少许姜黄粉末，再摇撞，可使姜黄色泽更加鲜艳。

（三）贮藏

采收加工好的姜黄需用编织袋包装，贮藏在阴凉干燥处。其贮藏年限以1～2年内为宜，贮藏期间，应注意避光，避免与碱性物质接触，应定期检查、消毒，保持环境卫生整洁，经常通风，注意防潮，防霉变、虫蛀，若发现轻度霉变或虫蛀，应及时翻晒。

（四）运输

运输工具必须清洁、干燥，具有良好的通气性，应避光以免姜黄中的挥发油损失，遇阴雨天应防潮防雨。运输时严禁与其他碱性、有毒、有害、可能污染其品质或易串味的物质混装。

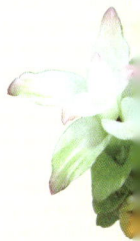

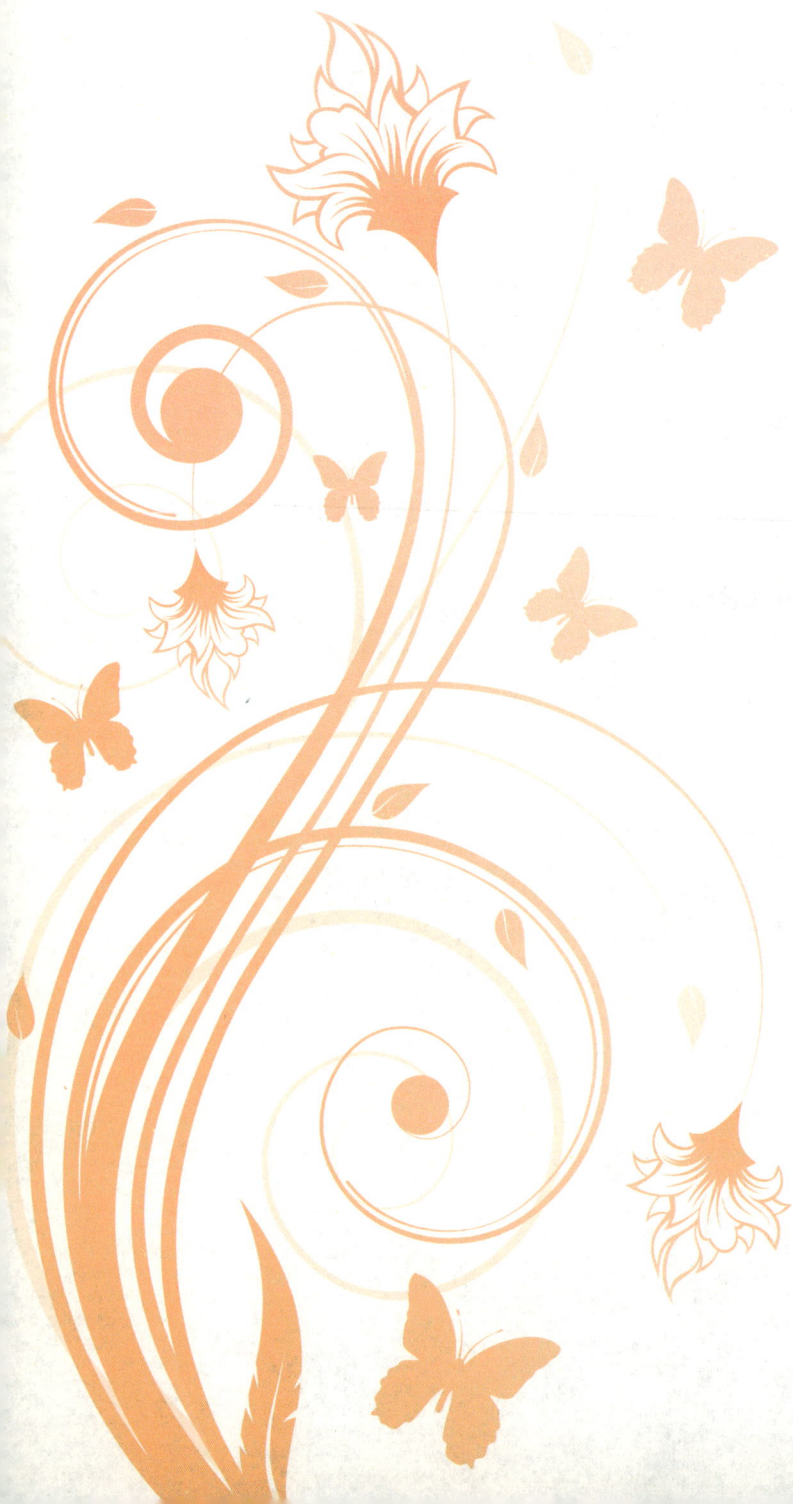

第4章

姜黄特色
适宜技术

（一）姜黄套种玉米高产栽培技术

1. 整地

采用规格（1.33+0.67）m×0.5m的宽窄行种植方式，1.33m宽行种姜黄，0.67m窄行播双行玉米。翻挖土壤、铲平整细，使土层松碎，通气良好，地面平整，待玉米初次定苗后，姜黄于3月下旬种植。

2. 栽种

采用穴栽，亩植3000窝左右，株行距实行33cm×33cm，见方栽植，窝深8～10cm。每亩先施厩肥或草木灰混合肥2000～3000kg作基肥，施后盖一层薄土，每窝播种2～3个种芽，芽向上，覆土3～5cm。播后盖一层稻草，以保持土壤疏松湿润，有利于姜黄出苗，同时还可防止杂草丛生，套种每亩用种量50～60kg。

3. 中耕除草

一般进行3次中耕除草：第一次在玉米施拔节肥时，姜黄苗长到10cm左右，与玉米一并进行中耕除草；第二次在6月底至7月初；第三次在8月初左右。以后看田间杂草滋生的情况而决定除草次数。

4. 施追肥

姜黄是一种喜肥植物，其生长周期比较短，需要追施充足的速效肥料，才能提高产量。但不能过多偏重施用氮肥，否则茎叶徒长，块根不多。第一次追施肥料宜在整齐出苗后（4～5月），结合第一、二次中耕除草重施氮肥，适施磷肥，每亩可施人畜粪1500～2000kg、过磷酸钙10～15kg，以促进植株地上茎叶生长以及新根茎的形成。到6月底，植株根茎上大量结苓并新根长出时，每亩可追1500～2000kg的腐熟堆肥，同时结合培土。最后一次追肥于7～8月，宜每亩施磷钾肥20kg。

5. 采收

冬至后，当植株逐渐枯萎，块根已生长充实，即可进行采收。

（二）姜黄组培快繁技术

1. 培养材料

姜黄种根顶芽或嫩块茎。

2. 培养条件

丛生芽诱导培养基①MS+6-BA 1mg/L+NAA 0.1mg/L，②MS+6-BA 2mg/L，③MS+6-BA 0.1mg/L+NAA 0.02mg/L。增殖培养基④1/2MS+6-BA 0.1mg/L+NAA 0.02mg/L+0.5%活性炭。培养基①～④均加2%蔗糖，琼脂为0.8%，pH 5.8，培养温度为25～28℃。光照为1500～2000lx，光照时间每日10小时。

3. 生长与分化情况

（1）无菌材料获得　从一健壮、旺盛、无病虫害的母株上剪取约0.5cm的顶芽和含芽点的嫩块茎段，在自来水下冲洗30分钟，用0.1%升汞液浸泡顶芽和

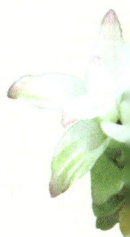

茎段10分钟，用无菌水冲洗6次，用消毒剪剪去顶芽及茎段切面接触升汞部分，以无菌操作将外植体分别接种到培养基①②③上。

（2）丛生芽诱导　外植体接种于培养基①②③上，约25天，培养基①上的外植体开始萌动，约35天培养基②上的外植体开始萌动。6周后观察到培养基①上产生的丛生芽数明显优于培养基②，培养基③又过3周外植体仍未萌动。另观察到，若是用过纤维化的老茎段虽也出芽但极缓慢。

（3）芽的增殖　将丛生芽单个切下，转接到培养基④上，约20天单个芽基部有愈伤组织形成，并逐渐形成丛生芽。约过2周有3~5条白色根生出，进而形成植株。以后逐渐形成每30天1个转接、转管增殖周期。

（4）炼苗移栽　生根的瓶苗在室内，打开瓶口炼苗3~4日后，用镊子取出，先用水洗净附着于根部的培养基，然后用稀释800倍的多菌灵液浸泡4~5分钟，栽入1%高锰酸钾消毒后的砭石中，保持一定温度。定期喷多菌灵以防杂菌滋生。5周后移入花盆，成活率90%以上。

（三）姜黄花的组织培养技术

1. 培养材料

球茎上的不定芽。

2. 培养条件

愈伤组织诱导培养基：①MS+6-BA 1.0mg/L+NAA 0.1mg/L。芽分化及

增殖培养基：②MS+6-BA 1.0mg/L+IAA 0.1mg/L；③MS+6-BA 1.0mg/L+KT 0.1mg/L+NAA 0.1mg/L。诱导生根培养基：④1/2 MS+NAA 0.2mg/L。上述培养基均加蔗糖3%、琼脂0.8%，pH 5.8。培养基②、③、④中可加入0.03%活性炭。培养温度为（25±2）℃，光照度为1500lx，光照时间每日12小时。

3. 生长与分化情况

（1）无菌材料的获得 切取姜黄花球茎上萌发的芽体或小苗，保留约3cm左右。流水冲洗4～6小时，吸干后在超净台上用75%乙醇漂洗30秒，3%的漂粉精片浸出液消毒15分钟，无菌水冲洗3～4次，切除外层叶片后用75%乙醇漂洗30秒，3%的漂粉精片浸出液消毒10分钟，无菌水冲洗3～4次，剥取内部芽体，切成0.5～1cm长小段。

（2）愈伤组织的诱导 将材料竖插接种于培养基①上。1周后芽体萌动，基部开始膨大形成愈伤组织，30天后芽体基部进一步膨大，愈伤组织转绿且有芽眼冒出，愈伤组织直径约1.5cm。将愈伤组织切成若干块接种于培养基②、③进行增殖培养。

（3）芽的分化及增殖培养 接种到培养基②、③中的愈伤组织小块，经过30天左右，明显增大，在其上部分化出大小不等的芽及芽眼，将高于2cm的芽用于生根培养。愈伤组织切成小块后再转入培养基②、③中进行继代与增殖培养。

（4）根的诱导及移栽 将高度为2cm的新生芽转接到培养基④中，2周后便

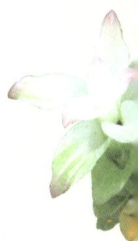

有根生出，待苗长至3～4cm时取出移栽。移栽时，取出小苗，洗净根部培养

基，栽入经过高温消毒的珍珠岩+泥炭（1：1）的混合基质中，上覆塑料薄膜，

在弱光下炼苗2周，苗体生长健壮后即可移入花盆，成活率为80%。

（四）姜黄引种技术——南药北种

姜黄主产于广东、广西、云南、四川、湖北、江西等地，北方地区少见种

植，但经引种试种，只要加强管理，做到早种晚收，北方地区同样适合种植。

1. 选地

姜黄对土质要求不严，以腐殖质含量多、土层深厚、肥沃湿润且排水良好

的砂质壤土为佳，重黏土不宜种植。

2. 整地施肥

将选择好的种植地内，每亩施入腐熟的土杂肥2000～3000kg，于封冻前深

耕约20cm，犁细耙平，以备来年春季种植。

3. 栽培方法

用根茎繁殖，以当年生长的芽姜作种栽为佳，老母姜不宜作种栽。清明前

后在耕好的地块内，作1.3m的宽畦，再按行距35cm、株距25cm开穴种植，穴

深10cm左右，穴底要平，每穴放芽姜2～3个，3个最好呈品字形，覆土5cm左

右，种植后15～20天左右出苗。天旱时要先浇水润畦，待水渗下，土壤疏松后

再种植。每亩用种量150～200kg。在较肥沃的地块内种植姜黄，可采用与玉米

套作，即2行玉米3～4行姜黄，株行距同单种姜黄。

4. 田间管理

姜黄出苗后，要加强苗期管理，定期松土锄草，但锄草不要过深，因其根茎为横向生长，以免伤及根茎。总之，在植株的整个生长发育过程中，要做到及时锄草，确保植株生长旺盛。在植株的生长过程中，应追肥1～2次，6～8月为宜，以人畜粪水早晨或傍晚施于田间为好。并注意旱时浇水，最好能保持地面湿润，涝时注意及时排水。

5. 病虫害防治

引种栽培后主要发现地老虎和蛴螬吸食幼苗的须根而致块根不能形成，最终导致减产。防治方法：黑光灯捕杀成虫；配制敌百虫毒饵于傍晚撒入地内诱杀（90%的敌百虫配成1：100倍液拌鲜草5kg）。引种栽培后未见其他病害。

6. 收获加工

于栽培当年的立冬前后，茎叶枯萎后收获，去掉地上部分，刨出地下根茎，抖落泥土除去须根，将残茎和块根分开，洗净泥土，置笼内蒸至透心，取出，晒干，再置筛子中撞去外皮即可。在蒸制过程中不宜过生或过熟，八九成熟即可。

7. 留种及贮存

在采收过程中，选择根茎肥大，体实且无病害的芽姜作种，放入地窖中，或放在通风干燥的室内沙藏，上盖草席或杂草防冻，并注意翻堆，以免腐烂或

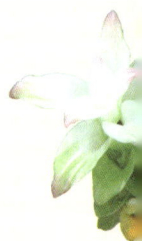

提前发芽，第2年春季即可栽种。

（五）产地特色加工技术

道地产区四川沐川、犍为姜黄的加工大多由加工厂统一进行。收获后的姜黄运至加工厂，用高压水枪进行冲洗，洗净除杂后的姜黄置于平炕干燥约48小时，干燥期间翻炕多次，再置于分层架的烘盘上，烘房内干燥约12小时，人工除去石块、泥巴等杂质以及未干姜块和老姜块等，除杂后的干燥姜黄于姜黄撞皮机内撞去表面粗皮，即得姜黄半成品。半成品姜黄进一步用姜黄粉进行上色，再置于平炕条件下干燥，干燥后的姜黄药材置于姜黄分级筛选机，除去碎姜，即得姜黄商品药材（图4-1）。

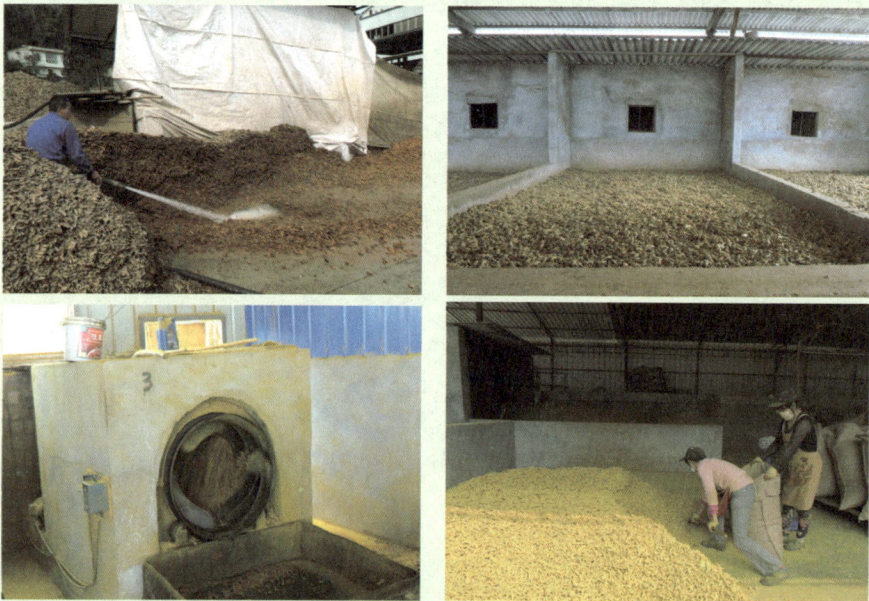

图4-1　姜黄产地特色加工技术

第5章

姜黄药材
质量评价

一、本草考证与道地沿革

（一）本草考证

1. 基原考证

姜黄之名，始载于唐代《新修本草》，记录为："叶、根都似郁金，花春生于根，与苗并出。夏花烂，无子。根有黄、青、白三色。其作之方法，与郁金同尔。西戎人谓之蒁药，其味辛少、苦多，与郁金同，惟花生异尔。"《新修本草》中记载了它的性味、功效主治和植物形态。由此说明两个问题：一是春季花先叶而生，发于根而非茎心，从而排除了是姜黄 *C. longa* L.的可能性；二是从根有黄、青、白三色和西戎人谓之蒁药来看，其原植物为姜黄属多种植物，包括了温郁金 *Curcuma wenyujin*（根断面黄色）、莪术 *Curcuma zedoaria*（根断面灰绿色或墨绿色）以及广西莪术 *Curcuma kwangsiensis*（根茎断面白色，干时浅棕色），这与现今姜黄的情况完全不同，说明当时姜黄与莪术相混称。

宋代《本草图经》记载："姜黄，旧不载所出州郡，今江、广、蜀川多有之。叶青绿，长一二尺许，阔三四寸，有斜纹如红蕉叶而小；花红白色，至中秋渐凋，春末方生；其花先生，次方生叶，不结实，根盘屈，黄色，类生姜而圆，有节。"说明宋代姜黄的主流品种为温郁金。参考《本草图经》中姜黄的附图以及药材使用，广西莪术及川郁金也可能包括在内。

唐代《本草拾遗》云："姜黄真者，是经种三年以上老姜，能生花，花在根际，一如襄荷，根节坚硬，气味辛辣。"可见其所谓姜黄，实为指姜之老者而言。苏颂在《本草图经》中也指出："近年卞都多种姜，往往有姜黄生卖，乃是老姜。"说明在唐宋时期有以老姜作为姜黄伪品的情况。

明代李时珍曰："近时以扁如干姜形者，为片子姜黄；圆如蝉腹形者，为蝉腹郁金，并可染黄。"并描述其"如蝉腹，可染黄"，说明为姜黄 *C. longa* L.的根茎，而"为蝉腹郁金"则说明当时本种尚未作姜黄使用。

清代吴其浚《植物名实图考》记录为："姜黄，唐本草始著录。今江西南城县里龟都种之成田，以贩他处染黄。其形状全似美人蕉而根如姜，色极黄，气亦微辛。"说明在清代姜黄 *C. longa* L.可供染色之用，其根茎作为姜黄药用，并逐渐发展为姜黄的主流品种。

古代文献中对姜黄的形态学及相关描述如下。

唐代《唐本草》载："花白质红，末秋出茎，心无实。根黄赤，取四畔子根，去皮火干之。"

宋代《本草图经》曰："今广南，江西州郡亦有之，然不及蜀中者佳。四月初生苗，花白质红，末秋出茎，心无实，根黄赤，取四畔子根，去皮火干之。"

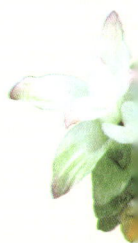

元代李东恒称："用蜀中如蝉肚者佳。"

明代陈嘉谟在《本草蒙荃》中记载："色赤兼黄，生蜀地者胜，体圆有节，类蝉肚者真。"明代李时珍《本草纲目》称："其苗如姜，其根大小如指头，长者寸许，体圆有横纹如蝉腹状，外黄内赤。人以浸水染色。亦微有香气。"明末卢之颐在《本草乘雅半偈》中称："末秋复从茎心抽茎，黄花红质，不结实，根似指头……横纹宛如蝉腹也。"

纵观历代本草对姜黄原植物的形态描述，有以下几个特征（图5-1）：花，"花白质红，末秋出茎心"；根茎，"体圆有横纹如蝉腹状""色黄，可染色"。

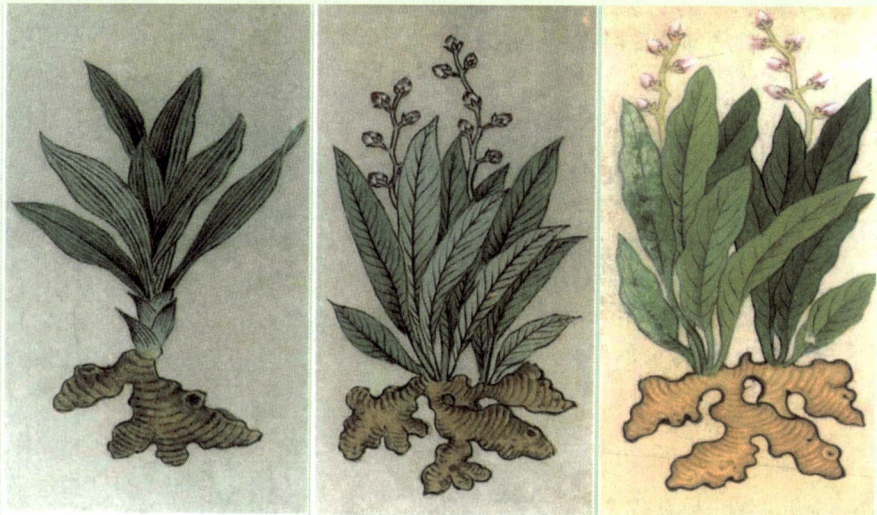

| 澧州姜黄 | 随州姜黄 | 姜黄·便览 |

图5-1　姜黄

综合以上记载，对现代的中药本草书籍进行考证。

张山雷《本草正义》（1920年）记录为："石顽谓有二种，川蜀生者色黄质嫩，有须，折之中空有眼，切之分为两片者，为片子姜黄；江广生者质粗形扁，如干姜，仅可染色，不入汤药。药肆混市误人，徒有耗气之患，而无治疗之功。寿颐按：今市肆姜黄，确有两种，名片姜黄者，是已切为厚片而后晒干，形如干姜，色不黄，质亦不坚，治风寒湿者即此。又一种则坚实光亮，其色深黄，乃如郁金，是为染色之用，不入药剂者。"

《常用中药材品种整理和质量研究》第一册记载姜黄类："姜黄之名，始载于《唐本草》，认为在明末以前，姜黄的原植物为温郁金 *C. aromatica*、莪术 *C. wenyujin*、广西莪术 *C. kwangsiensis*，也可能包括有川郁金 *C. sichuanensis*，而姜黄 *C. longa* L.的根茎则一直作为郁金使用。清以后，姜黄根茎才发展作为姜黄使用。另外古代姜黄还可能出现过种植3年以上的老姜的根茎。

谢宗万《中药材品种论述》有关姜黄基原的介绍为："关于姜黄、郁金与莪术的品种，由于植物亲缘关系较近，故生药来源自古即多瓜葛之处。姜黄与郁金均形似姜叶而阔大，在植物方面最主要区别为花期有秋季和春季之别及花序着生的部位有所不同，其一自叶鞘内抽出，另一自根茎直接抽出。《唐本注》论姜黄云：'叶根都似郁金，花春生于根与苗出。'而陈藏器对苏恭所述有所怀疑，曰：'姜黄与郁金莸药相似，如苏恭所附，即是莸药，而非姜黄，苏不能分辨二物也。'苏颂《图经本草》曰：'谨按郁金、姜黄、莸药三物相近，苏恭

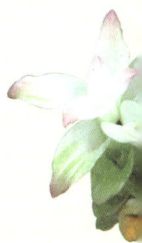

不细辨，所说乃如一物。'陈藏器解纷云：'性味苦，色青；姜黄味辛，温，色黄；郁金味苦，寒，色赤，主马热病。三物不同，所用全别。'再按《证类本草》姜黄有宜州姜黄和澧州姜黄二图，澧州姜黄无花，难断言其为何物，宜州姜黄花茎直接从中心抽出，高出于叶，似为秋季所生者，而根茎分岔如姜，与现时多数地区所售之姜黄甚相吻合，但与苏恭之所云不符，无怪乎后人对苏恭在姜黄、郁金等的论述上有所怀疑，是完全有根据的。谨推测古人对姜黄命名之由来，可能即因其根茎形似姜而色金黄之故，尤以鲜者为甚。郁金等根茎则黄色程度不及姜黄鲜艳，再参照宜州姜黄图衡量之，则古代正品药用之姜黄与现时所用之姜黄应为同物，亦即姜黄之根茎。但古今亦均有混乱品种存在，如苏恭之所云，很可能当时某些地区亦有以郁金之根茎充当姜黄者，是一种不正常的混乱现象，可以说这与原先正确使用姜黄的医家意旨不合，苏恭所述姜黄，可能系郁金原植物。而论郁金时，谓'末秋出茎……根黄赤'，则又反指姜黄。故苏恭对姜黄、郁金之说，不宜视为推断古代药用正品姜黄与郁金之正式论据，只可视为对当时混乱品种的一种报道。"

2. 品质评价考证

经考证，之前的古文献未见有关姜黄商品等级的详细描述。其品质评价描述有：明代李时珍《本草纲目》记载："近时以扁如干姜形者，为片子姜黄；圆如蝉腹形者，为蝉肚郁金，并可浸水染色。莸形虽似郁金，而色不黄也。"

清代黄宫绣《本草求真》记录为："蜀川产者色黄质嫩，有须，折之中空有眼。切之分为两片者为片子姜黄，广生者质粗形扁如干姜。仅可染色。"清代吴其浚《植物名实图考》记录为："姜黄，今江西南城县里龟都种之成田，以贩他处染黄。其形状全似美人蕉而根如姜，色极黄，气亦微辛。云娄农曰：闽书，姜黄出邵武仙亭山，建昌与闽接，故宜。建昌之民曰：始业姜黄者赢十倍，今滞而不售，不究所以。考唐时色重黄，诗人之咏，曰杏黄，曰郁金，诚艳之也。"由上述古代文献总结，姜黄以四川产者为好，四川犍为、乐山、井研、双流、新津、崇庆，福建武平、龙岩，广东佛山、花都、番禺，江西铅山等地为主产。古籍中多记载了产地和颜色方面的评价，涉及质量性状的描述有"色黄质嫩""根如姜"等。在近代文献中描述如下：

1963版《中国药典》一部："以圆柱形、外皮有皱纹，断面棕黄色、质坚实者为佳。"

卢赣鹏《500味常用中药材的经验鉴别》："姜黄商品以长圆形，断面金黄色，质坚实，气味辛香者为佳；反之，个大质松，内色发黄绿者次。长形姜黄优于圆形姜黄。"

《中国药材学》："本品以质坚实、断面色金黄、气味浓者为佳。"

《金世元中药材传统鉴别经验》："以卵圆形或圆柱形、枝条粗壮、外色鲜黄、断面橙红或橙黄色、质坚实、气辛辣、味浓厚者为佳。"

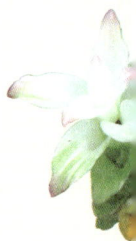

综上所述，姜黄的品质评价以圆柱形或长圆形、外皮有皱纹、枝条粗壮、断面棕黄色或金黄色、质坚实、香气浓厚者为佳。

3. 采收加工考证

姜黄的采收加工方法最早记载于宋代苏颂《本草图经》，描述为："八月采根，片切曝干。"

明代《本草品汇精要》记载："〔采〕八月取根。〔收〕曝干。〔制〕剉碎用。"

1963版《中国药典》一部："秋、冬二季采挖，洗净泥土，煮或蒸熟至透心为度，晒干，撞去须根及外皮，再晒干即得。"

卢赣鹏《500味常用中药材的经验鉴别》："姜黄多于秋冬两季采收，以冬至前后所产者质佳。将根茎挖出后，洗净泥沙，煮或蒸至透心，晒干置撞笼或特制竹笼内，撞去毛须及外皮，晒干即可。"

《中国药材学》："冬季茎叶枯萎时采挖，洗净，煮或蒸至透心，晒干，撞去须根。主根茎称'母姜'，侧根茎称'芽姜'。"

《中华本草》："12月下旬挖出地下部分，去掉泥土和茎秆，选出种根，摘下块根作黄丝郁金。将根茎水洗，放入开水中焯熟，烘干，撞去粗皮，即得干姜黄；也可将根茎切成0.7cm厚的薄片，晒干。"

《现代中药材商品通鉴》："冬至前后采挖洗净，晒干，置撞笼内，撞去须根及外皮，晒干。或挖出后，洗净，煮或蒸熟至透心，晒干，撞去须根及外皮。亦可挖出后，洗净，微火炕干。"

4. 炮制方法考证

姜黄始载于唐代《新修本草》，其炮制方法煨制最早见于唐代《仙授理伤续断秘方》。《本草图经》记载："采根，片切，曝干。"《本草品汇精要》："剉碎用。"宋代以后多为切制后生用，少用焙、炒方法炮制。明代以后出现醋炒，清代偶有酒炒法，《本草述钩元》载有："不宜见火，盖辛胜是其功用，见火则辛去矣。"故清代以后至今，多以切片或打颗粒生用为主。姜黄中挥发油含量较高，切片干燥不宜暴晒。宜阴干或低温烘干。现行炮制方法：取原药材，除去杂质，大小个分开，洗净，润透，切厚片，晒干。

（二）道地沿革

《唐本草》载："生蜀地及西戎。"

宋代《图经本草》曰："今广南，江西州郡亦有之，然不及蜀中者佳，四月初生，花白质红，末秋出茎心，无实，根黄赤，取四畔子根去皮火干之。"

元代李东垣称："用蜀中如蝉肚者佳。"

明代《本草蒙荃》中载："色赤兼黄，生蜀地者胜，体圆有节，类蝉肚者真。"

清代黄宫绣《本草求真》记录为："蜀川产者色黄质嫩。有须。折之中空

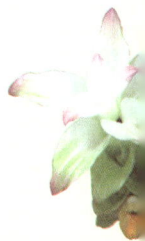

有眼。切之分为两片者为片子姜黄。广生者质粗形扁如干姜。仅可染色。"表明姜黄作为药用以四川产者质量较好。

清代吴其浚《植物名实图考长编》中的记载为："今江西南城县里龟都种之成田，以贩他处染黄。云娄农曰：闽书，姜黄出邵武仙亭山，建昌与闽接，故宜。"描述了姜黄分布于江西抚州市南城县建昌，福建武夷山。

《中华本草》收载姜黄主产于四川、福建、江西等地，此外，广西、湖北、陕西、台湾、云南等地也产。销全国，并有出口。

肖培根《新编中药志》收载姜黄分布于福建、台湾、湖北、广东、广西、四川、云南等省、自治区。

卢赣鹏《500味常用中药材的经验鉴别》收载姜黄商品主要来源为栽培品。主要分布于华东、华南、西南地区。主产于四川犍为、乐山、井研、双流、新津、崇庆，福建武平、龙岩，广东佛山、花都、番禺，江西铅山等地。

综合以上古代文献及现代文献考证，古时姜黄生长在福建、四川、广东、广西、江西、湖南、海南，以广西河池、湖南澧县为道地药材，药用以四川所产者为好。现代文献中姜黄产地分布较广，主产于福建、广东、广西、云南、四川、湖北、陕西、江西、台湾等地。

二、药典标准

本品为姜科植物姜黄*Curcuma longa* L.的干燥根茎。冬季茎叶枯萎时采挖，洗净，煮或蒸至透心，晒干，除去须根。

【性状】　本品呈不规则卵圆形、圆柱形或纺锤形，常弯曲，有的具短叉状分枝，长2～5cm，直径1～3cm。表面深黄色，粗糙，有皱缩纹理和明显环节，并有圆形分枝痕及须根痕。质坚实，不易折断，断面棕黄色至金黄色，角质样，有蜡样光泽，内皮层环纹明显，维管束呈点状散在。气香特异，味苦、辛（图5-2）。

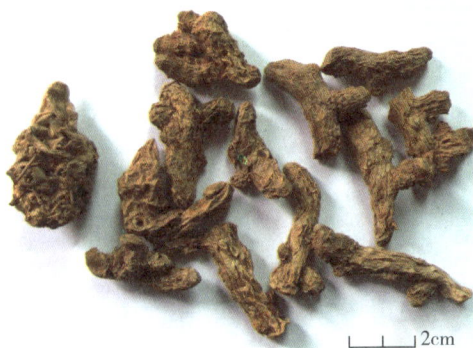

图5-2　姜黄药材

【鉴别】　本品横切面：表皮细胞扁平，壁薄。皮层宽广，有叶迹维管束；外侧近表皮处有6～8列木栓细胞，扁平；内皮层细胞凯氏点明显。中柱鞘为1～2列薄壁细胞；维管束外韧型，散列，近中柱鞘处较多，向内渐减少。薄壁细胞含油滴、淀粉粒及红棕色色素。

取本品粉末0.2g，加无水乙醇20ml，振摇，放置30分钟，滤过，滤液蒸干，残渣加无水乙醇2ml使溶解，作为供试品溶液。另取姜黄对照药材0.2g，同法制成对照药材溶液。再取姜黄素对照品，加无水乙醇制成每1ml含0.5mg

的溶液，作为对照品溶液。照薄层色谱法试验，吸取上述三种溶液各4μl，分别点于同一硅胶G薄层板上，以三氯甲烷–甲醇–甲酸（96：4：0.7）为展开剂，展开，取出，晾干，分别置日光和紫外光灯（365nm）下检视。供试品色谱中，在与对照药材色谱和对照品色谱相应的位置上，分别显相同颜色的斑点或荧光斑点。

【检查】 水分 仪器装置如图5-3。A为500ml的短颈圆底烧瓶；B为水分测定管；C为直形冷凝管，外管长40cm。使用前，全部仪器应清洁，并置烘箱中烘干。测定方法：取供试品适量（约相当于含水量1～4ml），精密称定，置A瓶中，加甲苯约200ml，必要时加入干燥、洁净的沸石或玻璃珠数粒，将仪器各部分连接，自冷凝管顶端加入甲苯，至充满B管的狭细部分。将A瓶置电热套中或用其他适宜方法缓缓加热，待甲苯开始沸腾时，调节温度，使每秒钟馏出2滴。待水分完全馏出，即测定管刻度部分的水量不再增加时，将冷凝管内部先用甲苯冲洗，再用饱蘸甲苯的长刷或其他适宜的方法，将管壁上附着的甲苯推下，继续蒸馏5分钟，放冷至室温，拆卸装置，如有水附着在B管的管壁上，可用蘸甲苯的铜丝推下，放置，使水分与甲苯完全分离（可加亚甲蓝粉末少量，使水染成

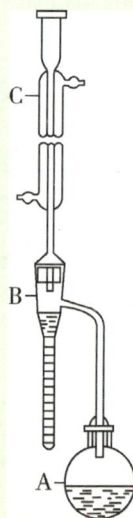

图5-3 水分测定仪器装置

蓝色，以便分离观察）。检读水量，并计算供试品中的含水量（％）。姜黄水分不得过16.0％。

总灰分　测定用的供试品须粉碎，使能通过二号筛，混合均匀后，取供试品2～3g（如需测定酸不溶性灰分，可取供试品3～5g），置炽灼至恒重的坩埚中，称定重量（准确至0.01g），缓缓炽热，注意避免燃烧，至完全炭化时，逐渐升高温度至500～600℃，使完全灰化并至恒重。根据残渣重量，计算供试品中总灰分的含量（％）。姜黄总灰分不得过7.0％。

【浸出物】　取供试品约2～4g，精密称定，置100～250ml的锥形瓶中，精密加水50～100ml，密塞，称定重量，静置1小时后，连接回流冷凝管，加热至沸腾，并保持微沸1小时。放冷后，取下锥形瓶，密塞，再称定重量，用水补足减失的重量，摇匀，用干燥滤器滤过，精密量取滤液25ml，置已干燥至恒重的蒸发皿中、在水浴上蒸干后，于105℃干燥3小时，置干燥器中冷却30分钟，迅速籍密称定重量。除另有规定外，以干燥品计算供试品中水溶性浸出物的含量（％）。姜黄浸出物不得少于12.0％。

【含量测定】　挥发油　仪器装置如图5-4。A为1000ml（或500ml、2000ml）的硬质圆底烧瓶，上接挥发油测定器B，B的上端连接回流冷凝管C。以上各部均用玻璃磨口连接。测定器B应具有0.1ml的刻度。全部仪器应充分洗净，并检查接合部分是否严密，以防挥发油逸出。测定方法：取供试

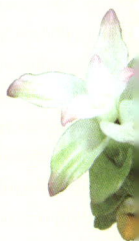

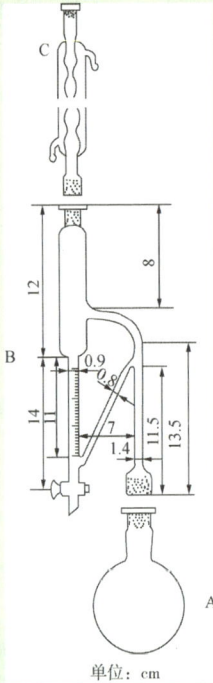

图5-4　挥发油测定仪器装置

品适量（约相当于含挥发油0.5～1.0ml），称定重量（准确至0.01g），置烧瓶中，加水300～500ml（或适量）与玻璃珠数粒，振摇混合后，连接挥发油测定器与回流冷凝管。自冷凝管上端加水使充满挥发油测定器的刻度部分，并溢流入烧瓶时为止。置电热套中或用其他适宜方法缓缓加热至沸，并保持微沸约5小时，至测定器中油量不再增加，停止加热，放置片刻，开启测定器下端的活塞，将水缓缓放出，至油层上端到达刻度0线上面5mm处为止。放置1小时以上，再开启活塞使油层下降至其上端恰与刻度。线平齐，读取挥发油量，并计算供试品中挥发油的含量（%）。本品含挥发油不得少于7.0%（ml/g）。

姜黄素　照高效液相色谱法（通则0512）测定。

色谱条件与系统适用性试验：以十八烷基硅烷键合硅胶为填充剂；以乙腈-4%冰醋酸溶液（48：52）为流动相；检测波长为430nm。理论板数按姜黄素峰计算应不低于4000。

对照品溶液的制备：取姜黄素对照品适量，精密称定，加甲醇制成每1ml含10μg的溶液，即得。

供试品溶液的制备：取本品细粉约0.2g，精密称定，置具塞锥形瓶中，精密加入甲醇10ml，称定重量，加热回流30分钟，放冷，再称定重量，用甲醇补足减失的重量，摇匀，离心，精密量取上清液1ml，置20ml量瓶中，加甲醇稀释至刻度，摇匀，即得。

测定法：分别精密吸取对照品溶液与供试品溶液各5μl，注入液相色谱仪，测定，即得。

本品按干燥品计算，含姜黄素（$C_{21}H_{20}O_6$）不得少于1.0%。

饮片

【炮制】 除去杂质，略泡，洗净，润透，切厚片，干燥。

【性状】 本品为不规则或类圆形的厚片。外表皮深黄色，有时可见环节。切面棕黄色至金黄色，角质样，内皮层环纹明显，维管束呈点状散在。气香特异，味苦、辛。

【水分】 同药材，不得过13.0%。

【含量测定】 同药材，含挥发油不得少于5.0%（ml/g）；含姜黄素（$C_{21}H_{20}O_6$）不得少于0.90%。

【总灰分】 同药材。不得过7.0%。

【浸出物】 同药材。不得少于12.0%。

【性味与归经】 辛、苦，温。归脾、肝经。

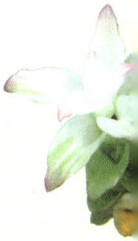

57

【功能与主治】 破血行气，通经止痛。用于胸胁刺痛，胸搏心痛，痛经经闭，癥瘕，风湿肩臂疼痛，跌扑肿痛。

【用法与用量】 3～10g。外用适量。

【贮藏】 置阴凉干燥处。

三、质量评价

（一）性状鉴别

姜黄主根茎加工后呈卵圆形或纺锤形，长2～3.5cm，直径1.5～2.5cm。表面棕黄色至淡黄色，有短须根，并具多数点状下陷或侧生根茎痕。质坚重，断面深黄棕色至红黄色，角质，具蜡样光泽，有点状维管束。香气特异，味辛微苦。侧生根加工后呈圆柱形，稍压扁，长2.5～6cm，直径1.5～2.5cm，略弯曲，常有短分枝，一端圆钝，另一端为断面。表面有纵皱纹和明显的环节。以质坚实、断面金黄、香气浓厚者为佳。

（二）药材粉末显微鉴别

水装片，薄壁细胞散在，多见，类圆形或不规则形；油细胞多数，类圆形，棕黄色。水合氯醛透化甘油装片，淀粉粒多数，多为单粒，具明显的层纹；导管多为梯纹或螺纹，有的数个导管相连；鳞叶呈黄色或深黄色，多碎裂。

（三）薄层色谱鉴别

1. 甲醇提取液的薄层色谱

取姜黄粉末（过20目筛）各0.5g，加甲醇10ml，超声处理15分钟，滤过，滤液浓缩至约2ml作为供试液。吸取上述供试液各5μl点于硅胶G薄层预制板上，以甲醇–氯仿–丙酮（5：4：1）为展开剂，展开、取出，晾干，喷以10%磷钼酸乙醇液，热风吹至斑点显色清晰。

2. 石油醚提取液的薄层色谱

取姜黄粉末（过20目筛）各1g，加石油醚（60～90℃）20ml，水浴上加热回流1小时，滤过，滤液浓缩至约5ml，作为供试液。吸取上述供试液各10μl，点于硅胶G薄层预制板上，以石油醚（60～90℃)–醋酸乙酯（8：2）为展开剂，展开，取出，晾干，喷以1%香草醛硫酸溶液，在105℃烘至斑点显色清晰。

（四）化学成分质量评价

姜黄中的主要成分是姜黄素类化合物和挥发油。其中姜黄素类化合物含量的高低、姜黄挥发油中所含化学成分的变化情况直接影响到姜黄药材及其制剂的质量，不同产地、不同采收期的姜黄质量差异很大，因此，为了保证姜黄药材质量的稳定，对其进行化学成分质量评价势在必行。

1. 挥发油

挥发油成分的分析多采用GC和GC–MS，方洪矩等曾分析了国产5种姜黄

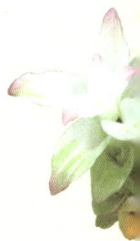

属植物根茎挥发油的化学成分，分离了30多个色谱峰，鉴定了24个成分。汤敏艳等采用GC-MS-DS对中药姜黄挥发油进行了系统的分析，共分离得到102个气相色谱峰，鉴定出70种化合物。周欣等用GC-MS法研究不同产地姜科姜黄属植物挥发油的化学成分，了解其挥发性成分的差别，为控制其药材质量提供了理论依据。宋玉丹等采用固相微萃取（HS）结合气相色谱-质谱联用（GC-MS）对11批姜黄药材中挥发油成分进行了全面的分析，结果显示，不同产地间挥发油成分种类存在差异。

2. 姜黄素

可用TLC-比色法测定3种姜黄素的含量及总姜黄素含量。也有利用姜黄素在非水酸性介质中能与硼生成红色络合物的性质，采用TLC-比色法测定姜黄及其制剂中该类成分的含量。Prassad N.S等利用姜黄色素溶于有机溶剂或与硼酸、冰醋酸等作用生成有色物质的特性，在一定的波长下测其吸光度值来测定姜黄素的含量，因此分光光度法也是一种分析姜黄素类成分的方法。李晓霞等则用反相流动注射化学发光法测定中药姜黄中姜黄素总量。王瑛等采用HPLC-DAD在420nm完成了对3种姜黄素类化合物的分离与含量测定，大大提高了方法的准确性与灵敏度。另外薛玲等在提取中药郁金中姜黄素的基础上，利用毛细管区带电泳法对郁金中所含姜黄素类化合物进行了分离研究，确定了最佳分离条件：9mmol/L单-6-*O*-苯基氨甲酰基-*β*-CD（mono-6-*O*-phenylcarbamoyl-

β–CD），40mmol/L硼砂缓冲液，分离电压为15kV，毛细管柱温度为22℃，紫外检测波长为214nm，pH值为9.0。双去甲氧基姜黄素、去甲氧基姜黄素和姜黄素在此条件下10分钟内能够达到基线分离，该方法快速、简便且消耗试剂少，不污染环境。目前，姜黄素成分的测定一般采用HPLC法。彭炳先等就用HPLC法快速、准确地测定了不同产地的姜黄、莪术、郁金中三种姜黄素的含量。宋玉丹等应用HPLC法对11批不同产区的姜黄药材进行了质量研究，总结出姜黄的指纹图谱，并得到11批姜黄药材的共有峰模式，对实验所得结果进行分析，从某个方面反映了11批姜黄药材质量的优劣以及不同产地姜黄质量的差异。

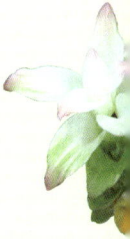

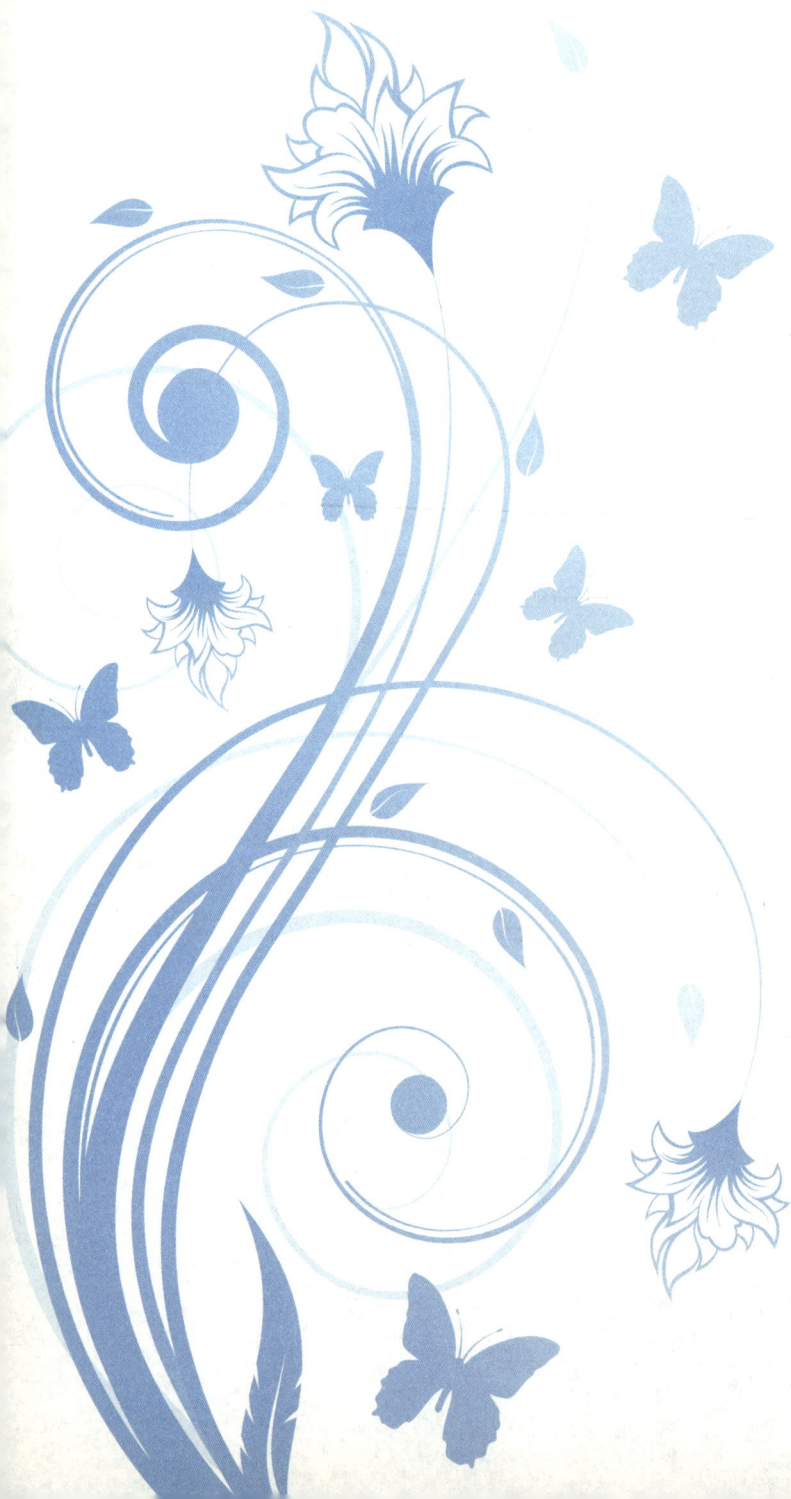

第6章

姜黄现代研究与应用

一、化学成分

姜黄的主要药效成分包括姜黄素类、挥发油类、多糖类及其他成分。

（一）姜黄素类化合物

姜黄素类化合物为姜黄中的酚酸类成分，在425nm波长下有显著的最大UV吸收，外观呈黄色。根茎所含姜黄素类化合物包括：姜黄素（curcumin），双去甲氧基姜黄素（bisdemethoxycurcumin），对-羟基桂皮酰阿魏酰基甲烷（p-hydroxycinnamoyiferuloymethane），即去甲氧基姜黄素（demethoxycurcumin），二氯姜黄素（dihydrocurcumin）。

（二）挥发油成分

姜黄所含挥发油组分种类甚多，具有特异性香气，有广泛的抗炎、抗病毒作用。主要以单萜类和倍半萜类化合物及其衍生物为主，欧珍贵 等研究表明，倍半萜类化合物的百分含量约为44.57%～88.65%，明显高于单萜类化合物。黄惠芳等采用气相色谱质谱联用技术对姜黄中所含的挥发油进行了系统研究分析，其主要成分为姜黄酮醇（turmeronol）A、B，姜黄酮（turmerone），姜黄新酮（curlone），姜黄烯（curcumene），α-姜黄酮（α-turmerone），原莪术二醇（procurcumadiol），甜没药姜黄醇（bisacurone），β-蒎烯（β-pinene），芳香姜黄酮（arturmerone），大牻牛儿酮（germacrone），芳香姜黄烯（ar-curcumene）， α-松油醇（α-terpineol），芳樟醇（linalool），桉叶素（cineole），松油烯（terpinene），莪术醇（curcumol），莪术呋喃烯酮（curzerenone），莪术二酮（curdione），α-蒎烯（α-pinene），柠檬烯（limonene），丁香烯（caryophyllene），莪术烯醇（curcumenol），龙脑（borneol）等。

（三）多糖类

姜黄所含的多糖类成分主要为姜黄多糖（utonan）A、B、C、D，阿拉伯糖、果糖、葡萄糖等。

（四）其他成分

含菜油甾醇（campesterol），豆甾醇（stigmasterol），β-谷甾醇（β-sitosterol），胆甾醇（cholesterol），脂肪酸及金属元素钾、钠、镁、钙、锰、铁、铜、锌等。

二、药理作用

姜黄作为一种常用中药，用于多种疾病的预防及治疗。2015年版《中国药典》记载，姜黄具有破血行气、通经止痛的功效，用于胸胁刺痛、月经不调、癥瘕、风湿肩臂疼痛、擦伤肿痛。近十年的实验研究表明，姜黄具有抗炎、抗氧化、抗感染、降血脂、抗动脉粥样硬化和抑制癌胞生长等多重作用。美国国家癌症研究所已将姜黄列为第三代癌症预防药物。

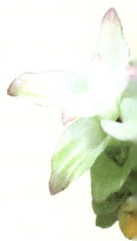

1. 抗炎作用

研究发现，姜黄素的抗炎活性可与甾体类药物和非甾体类药物相媲美，且在大数情况下是安全的。姜黄素可以抑制人体多个部位的急性、亚急性、慢性炎症，还可用于治疗肝炎、肺炎、过敏性脑脊髓膜炎等多种类型的炎症。

2. 抗氧化作用

姜黄素能减轻高脂饲料喂养新西兰兔的氧化应激反应，但其抗氧化机制尚未完全阐明。姜黄素及其结构类似物通过抗过氧化脂质达到保护生物膜的作用。不仅如此，姜黄素还能抑制自由基介导的脂质过氧化反应，减少其主要氧化副产物42-羟基壬烯酸-氧化应激诱导剂生成、经线粒体氧化还原反应及呼吸功能损害，增加还原型谷胱甘肽含量，减少活性氧产生并抑制蛋白质羟化，从而减轻氧化应激反应及细胞损伤。

3. 保肝利胆作用

研究表明，肝细胞的损伤是肝纤维化发生的重要始动因素，大量的研究证实，姜黄素具有抗脂质过氧化作用和抗氧化自由基效应，可有效预防多不饱和脂肪酸所致的肝毒性损伤，阻止肝损伤进一步向肝纤维化方向发展。通过实验证明，姜黄素对肝热缺血再灌注损伤具有保护作用，而此作用与热休克蛋白70的表达增加以及抗氧化酶活性增加有关。测试实验中，姜黄根茎粗品可对抗四氧化碳和D-半乳糖胺诱导的肝毒性。总姜黄素有显著抗肝毒作用。

4. 抗抑郁作用

比较姜黄素和阿米替林治疗抑郁症的疗效及不良反应，结果显示姜黄素抗抑郁作用与阿米替林相当，且无不良反应，表明姜黄素可作为治疗抑郁症的有效药物。陈文星等研究姜黄素对小鼠抑郁的改善作用，结果显示50mg/kg姜黄素即可见明显抗抑郁作用，其作用机制与抑制单胺氧化酶、增强单胺类递质作用有关。

5. 抗癌、抗肿瘤作用

用不同浓度的姜黄素作用于乳腺癌细胞株MCF-7细胞，结果证实：姜黄素具有剂量依赖的抗氧化与促氧化双重作用，不同浓度的姜黄素通过对乳腺癌细胞内氧化还原状态的调节发挥其抗肿瘤细胞增殖的作用。通过比较姜黄素、绿原酸、咖啡酸和阿奎酸对小鼠皮肤肿瘤的抑制作用，证实了姜黄素在小鼠皮肤肿瘤上的抑制作用强于绿原酸、阿奎酸和咖啡酸，主要原因是姜黄素可以诱导细胞保护酶血红素加氧酶-1的表达。

6. 抗生育作用

姜黄煎剂对小鼠、豚鼠离体子宫和家兔在体子宫均有兴奋及加强收缩作用。经腹腔或皮下给药，可终止小鼠和家兔早、中、晚期妊振，但口服无效。可能是抗黄体激素和宫缩作用所致。通过研究姜黄素对阴道避孕的影响，发现它能够抑制人类精子运动能力，有可能成为新型阴道避孕药物。

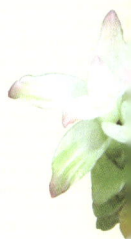

7. 降糖作用

实验研究证明姜黄具有治疗糖尿病的疗效。通过研究姜黄对白化大鼠的血糖和多元醇通路的作用，发现姜黄素能降低四氧嘧啶诱导的糖尿病患者体内的血糖水平。糖尿病大鼠口服姜黄素可改善代谢状况。糖尿病大鼠保持每日摄入0.5%姜黄素持续8周，其体内的白蛋白、尿素、血清肌酐、无机磷、钠、钾都能够保持相对低的水平，葡萄糖排泄或空腹血糖水平并没有受到姜黄素的影响，体重也无明显升高。

8. 预防心血管疾病

心血管疾病是危害人类身体健康的严重疾病，如动脉粥样硬化等，血管疾病的预防和治疗是当前的研究热点，姜黄素也可预防心血管方面的疾病。研究表明，姜黄素能抑制牛血清及肿瘤细胞条件培养液促进的牛内皮细胞迁移，这是姜黄素抗血管生成的机理之一，同时也说明姜黄素是一种特异性血管生成抑制剂，具有很好的应用前景。研究表明，姜黄素类化合物有降低血脂和抗动脉粥样硬化的作用。

9. 抑菌作用

对姜黄素进行体外抑菌试验研究，证实姜黄素在体外可以抑制淋球菌的活性，当姜黄素浓度达到100mg/ml时就可以抑制淋球菌生长，但是姜黄素能否作为新的抗淋球菌药物来开发，还需要大量的动物试验和进一步的临床试验来验证。经过试验研究得出，姜黄素对大多数细菌都具有比较明显抑制效果。通过姜黄素体外抑菌试验，表明姜黄素可以抑制沙门氏菌、金黄色葡萄球菌和枯草杆菌。通过改变姜黄素的结构，发现改变后的姜黄素代谢比较缓慢且细胞摄取得更好，极大提高了姜黄素的抑菌活性。

10. 降血脂作用

高蔗糖水能引起大鼠产生高脂血症，姜黄素对此高脂血症有对抗作用。用高脂膳食喂饲大鼠，造成食饵性高脂血症后，用二脱甲氧基姜黄素和阳性对照药辛伐他汀进行实验性治疗，给药3周后处死动物，测定血清和肝脏总胆固醇（TC）、甘油三酯（TG）和血清高密度脂蛋白（HDL-C）含量，计算低密度脂蛋白（LDL-C）含量，同时测定肝素化血浆脂解酶（PHLA）、脂蛋白脂酶（LPL）和肝脂酶（HL）的活性及血清丙二醛（MDA）含量。结果显示，二脱甲氧基姜黄素和辛伐他汀均能使血清和肝脏TC、TG含量降低，血清HDL-C含量升高，LDL-C含量降低。二脱甲氧基姜黄素能显著提高PHLA活性，对提高LPL和HL的活性作用也较明显，并能有效降低血清中MDA的含量。表明二脱甲氧基姜黄素具有降低肝脏和血清脂质、降TG和提高TG代谢相关酶活性的作用。

11. 对神经系统的作用

很多研究表明姜黄素类成分对神经系统疾病有重要作用，例如姜黄素有神经保护及改善记忆的作用。研究表明姜黄素可抑制神经前体细胞向星形胶质细胞分化，从而起到促进神经元分化的作用。通过实验研究发现，姜黄素能降低大鼠脊髓钳夹伤后胶质纤维酸性蛋白（GFAP）的表达，抑制反应性胶质化和胶质瘢痕形成，促进大鼠后肢功能的恢复，从而对脊髓损伤起到神经保护的作用。

12. 治疗阿尔茨海默综合征

阿尔茨海默病（AD）动物实验中发现，姜黄素可减少AD病程中蛋白淀粉样变性，有望成为一种新型预防或治疗阿尔茨海默综合征的药物。

13. 治疗艾滋病

研究报道，姜黄素抑制HIV病毒的机制主要是通过抑制人类HIV病毒长终端的复制，抑制HIV蛋白酶类、HIV-1整合酶和P300/CREB-特定己酰转移酶，以及对组蛋白/非组蛋白的乙酰化作用和组蛋白乙酰化依赖染色质转录的抑制。

三、应用

（一）中医古方

1. 气滞血瘀诸痛症

姜黄辛散温通，苦泄，既入血分又入气分，能活血行气而止痛。治胸阳不振，心脉闭阻之心胸痛，可配当归、木香、乌药等药用，如姜黄散（《圣济总录》）；治肝胃气滞寒凝之胸胁痛，可配枳壳、桂心、炙草，如推气散（《丹溪心法》）；治气滞血瘀之痛经、经闭、产后腹痛，常与当归、川芎、红花同用，如姜黄散（《圣济总录》）；治跌打损伤，瘀肿疼痛，可配苏木、乳香、没药，如姜黄汤（《伤科方书》）。

2. 风湿痹痛

本品辛散苦燥温通，外散风寒湿邪，内行气血，通经止痛，尤长于行肢臂而除痹痛，常配羌活、防风、当归等药用，如五痹汤（《妇人大全良方》）。

（二）现代医学应用

1. 肠道疾病

将207例肠激惹综合征（IBS）受试者随机分成2组，一组每日服用姜黄根提取物1片，另一组服用2片，试验8周后，两组发病率分别降低53%和60%，症状显著缓解，两试验组无明显差异。

研究姜黄素对溃疡性直肠炎和克罗恩病的作用，5例溃疡性直肠炎受试者试验前都曾服用5-氨基水杨酸，姜黄素给药550mg/次，2次/日，连续1月；随后550mg/次，3次/日，连续1月，分析受试者血液、生化及炎性指数。试验结束时，5例患者症状均有改善，2例已不再服用5-氨基水杨酸，2例减少了5-氨基水杨酸药量。5例克罗恩病受试者在用药（5-氨基水杨酸或6-甲泼尼龙）的基础上，姜黄素给药360mg/次，3次/日，连续1月；随后，360mg/次，4次/日。试

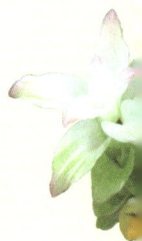

验结束时，所有受试者克罗恩病活动指数平均下降了55%，沉降率平均下降了10mm/h，C反应蛋白下降了0.1mg/dL，且对患者肝肾功能无明显影响。

2. 慢性心力衰竭

将36例慢性心力衰竭患者予常规西医治疗基础上，加服姜黄素胶囊，每次100mg，早中晚餐后各1次，疗程为6个月。结果：治疗后血浆TNF-α、脂联素浓度较治疗前明显降低。心脏超声显示治疗后明显改善。

3. 心绞痛

60例心绞痛患者予调脂、抗凝、抗血小板聚集等常规治疗基础上加用姜黄素胶囊口服，疗程均为30天。分别于治疗前后采集空腹静脉血，测定血清脂联素、假性血友病因子（vWF）、一氧化氮（NO）、白细胞介素6（IL-6）的水平。结果：治疗后血清脂联素、NO 水平升高，vWF、IL-6水平降低，前后比较有显著性差异。

4. 老年性非酒精性脂肪肝

用葛根姜黄汤主治疗老年性非酒精性脂肪肝50例。葛根、姜黄各30g，薤白、苍术、泽泻、山楂、陈皮、炙甘草各10g。ALT、AST较高加虎杖、垂盆草；便秘加生大黄、决明子；肋痛加丹参、佛手；泛恶加姜半夏、砂仁；神疲短气加黄芪、太子参；腰膝酸软加何首乌、女贞子、枸杞子等。水煎煮后取药汁500ml，分两次服。同时给予硫普罗宁（凯西莱片）0.3g，分三次口服。8周为1疗程。结果：疗效显著19例，有效10例，无效3例，总有效率为90.6%。

5. 寻常性痤疮

痤疮合剂由紫金牛、蒲公英、茜草、虎杖、鱼腥草各75g，茵陈、夏枯草各60g，赤芍、生山楂、瓜蒌皮、瓜蒌仁各45g，桔梗30g，甘草15g组成。将上述药物加水浸泡1小时，加热煮沸，分取滤液，灌封。每次50ml，每日2次。在此基础上，外搽姜黄消痤搽剂，每日2~3次；以1个月为1疗程，每10天复诊1次，1月后判定疗效。结果：显效20例，有效10例，无效8例，总有效率为89.7%。

6. 股癣

用复方姜黄溶液治疗股癣50例。姜黄50g、苦参40g、白芷20g、黄柏20g、黄连20g、公丁香20g，加水煎成1000ml溶液，趁水温热时浸泡股部皮损部位，每天2次，每次浸20分钟，连用2周。结果：治愈50例，总有效率100%。

7. 新生儿黄疸

用姜黄三物汤治疗新生儿黄疸120例。予以姜黄三物汤（茵陈、姜黄、炒麦芽）口服，每次20ml，每日4次，7日为1个疗程。结果：痊愈97例，显效19例，有效4例，总有效率100%。

8. 慢性腰肌劳损

用姜黄外敷治疗慢性腰肌劳损30例。姜黄1kg，粉碎制成粗粉，经95%乙醇提取2次，提取液经减压浓缩制得浸膏64g。使用前，取姜黄浸膏约2g，浸入

10ml醋中浸泡15～20分钟，备用。委中穴按摩6圈后，用拇指蘸少许浸膏进行按摩。待按摩完毕，立即将姜黄浸膏涂于患者双侧下肢委中穴，用塑料薄膜盖，外包纱布，以减少药物挥发促进吸收。6小时后除掉。结果：30例患者经3～5个疗程后，痊愈28例，好转2例，总有效率100%。

9. 湿热痰瘀型脂肪肝

用茵藤姜黄汤治疗湿热痰瘀型脂肪肝42例。茵藤15g，姜黄12g，柴胡9g，白芍10g，白术、茯苓、丹参各15g，黄芪、泽泻、草决明、瓜蒌各24g，法夏6g。每日1剂，水煎2次，分3次服用。结果：治愈9例，显效15例，有效15例，无效3例，总有效率92.8%。

10. 尖锐湿疣

用鸦胆子、姜黄、黄芪酊治疗尖锐湿疣38例。将鸦胆子（全药）、姜黄、黄芪粉碎后浸泡在75%乙醇中，20天后去渣过滤，加入防腐剂、丙三醇、丙二醇、氮铜即制成。用棉签蘸取鸦胆子、姜黄、黄芪酊配少许涂于皮损之上，每天1次，连续使用4天；皮损尚未脱落者，每2天再涂药1次，直至疣体脱落。结果：38例患者中最少涂药1次，最多涂药12次，平均4次。治愈28例，有效7例，复发3例，治愈率与复发率分别为73.7%和7.9%。在治疗过程中，无一例发生糜烂感染。

11. 输精管结扎术后并发症

姜黄九物汤治疗输精管结扎术后并发症48例。姜黄30g，当归20g，鸡血藤

15g，生黄芪15g，金银花20g，大青叶30g，白花蛇舌草30g，蚤休10g，延胡索10g。伴有腰痛者加桑寄生30g、续断10g；伴有排尿困难者加茯苓20g、淮木通6g，每日1剂，水煎服，6天为一疗程。忌辛辣食物，房事。结果：48例患者中46例，均在15～30天内临床自觉症状消失，2例症状缓解好转。用药最多12剂，最少6剂。治疗有效率达95.8%，好转率4.2%。

12. 高脂血症

用姜黄治疗高脂血症90例。将生药姜黄粉碎过筛加适量淀粉制成0.5g的糖衣片（每片含生药0.3g）。每日服3次，每次服6片，连服3个月。结果：总胆固醇下降85例，有效率为95.5%。

13. 急性扁桃体炎

用升降散治疗急性扁桃体炎117例。蝉蜕10g，僵蚕10g，姜黄10g，熟大黄5g。头痛恶寒鼻塞流涕表邪偏重者加荆芥10g，薄荷5g疏风解表；咽喉痛剧充血明显热毒盛者加银花10～20g，连翘10～20g清热解毒；局部出现脓性分泌物加浙贝母10g，玄参15g消痰败毒；高热烦渴者加生石膏30g，栀子10g，芦根30g清泄胃热；若大便无干结者可减去熟大黄。根据患者病情轻重每日1～2剂，每剂二煎，4小时服药一次，以热退咽痛缓解为度，服药3天为一疗程。结果：经1～2疗程治疗，痊愈者78例，好转39例，无效0例，总有效率100%。

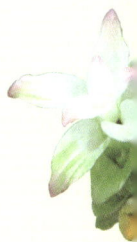

14. 流行性腮腺炎

用升降散加味治疗流行性腮腺炎120例。炒僵蚕10g，蝉蜕12g，姜黄6g，大黄10g，黄芩10g，生石膏15g，板蓝根15g。每日1剂，水煎分服。结果：痊愈106例，好转10例，无效4例。

15. 白癜风

用中药姜黄片治疗白癜风82例。姜黄40g，川芎10g，白蒺藜8g，蝉蜕10g。根据年龄每次6～12片，每日2～3次，连续用药6个月为一个疗程。结果：痊愈24例，显效32例，有效22例，无效4例，总有效率为95.12%，痊愈率为29.27%。

16. 骨折

用加味如意金黄散外敷治疗骨折120例。天花粉20g，黄柏15g，姜黄10g，生大黄、白芷各5g，厚朴、陈皮、苍术、天南星各10g，冰片2g。按上方组成比例，共研细末过筛，装密封瓶内备用。取上药末适量，蜂蜜调成糊状，摊于纱布上，厚约2mm，环形全敷于损伤四周。骨折于手法复位后敷药，同时小夹板外固定，侧副韧带损伤后以相应的石膏外固定。每隔24小时换药1次，检查局部情况，并要求病人外固定后主动做允许的功能活动。结果：敷药后疼痛消除时间最短2小时，最长72小时，平均24小时。肿胀消退时间最短36小时，最长7天，平均3天。

（三）姜黄素在食品领域的应用

姜黄素是一种常用且稳定的天然色素，它的特点是颜色鲜艳具有光泽，还有一定的保健营养价值，多用于糖果、汽水、罐头等的制作。1995年，姜黄素被联合国粮农组织食品法典委员会批准成为食品添加剂。姜黄素的用量标准可参考《食品安全国家标准食品添加剂使用标准》。用姜黄素可以改变方便面产品的色泽，同时可以提高方便面的营养价值。将姜黄素和其他天然色素进行对比研究，在果蔬饮料中，姜黄素的各项性能包括乳化分散性、果酸的稳定性、着色力以及光稳定性等方面明显优于其他色素。

（四）姜黄素在化妆品领域的应用

姜黄素由于具有抗氧化、抗炎和抑菌等多种药理功效，广泛应用于化妆品的配方中。研究表明姜黄素对酪氨酸酶有很好的抑制作用，并且可以吸收户外阳光产生的紫外线，因而添加姜黄素的化妆品具有美白防晒和祛斑抗皱的功效，作用机理主要是白明胶酶在紫外线的照射下分解皮肤中的胶原蛋白和弹性硬蛋白等纤维成分，而姜黄素具有抑制白明胶酶活性的作用。

（五）姜黄素在动物饲料中的应用

添加姜黄素的饲料对动物的生长及免疫机能等方面有显著的促进作用。用姜黄素代替猪饲料中的抗菌药物，发现能改善猪体的健康状况，还可以提高猪的每日增重量。将姜黄素添加到鱼的饲料中，发现鱼的体色发生改变，提高鱼的外观观感，而且提升整体鱼群的增重率和成活率。

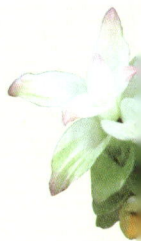

（六）其他国家对姜黄的应用

1. 临床应用

（1）在印度尼西亚的临床应用　印尼人长期将姜黄用作一种治愈疾病并保持健康的药用植物。在印尼，姜黄最常用的药用方式称为Jamu（佳木），由姜黄与其他印尼本地植物中萃取的有效成分混合精制而成，具有一定的保健和美容功能，千百年来被当地人广泛用于美容养颜和保健等各方面。

（2）在印度的临床应用　根据《阿育吠陀》记载，姜黄味苦、辛，具有刺激性、性热易燥。能够补益，理气且驱虫，对肝郁和水肿有良效，能够外用治疗痈疮和感染。同时，姜黄还能够治疗慢性胃肠疾病、消化不良、厌食、湿疹、扭伤、挫伤、鼻炎、支气管炎等。此外，还能够益智，解蛇毒。

（3）在泰国的临床应用　在泰国，姜黄可以用来治疗发热、皮肤病、腹泻、皮疹、眼睛肿痛及红眼病。新鲜姜黄根茎榨汁可以用来涂抹伤口、消炎及光滑皮肤。将姜黄压成颗粒制成的药品可解毒，治疗腹胀、消化不良、胃痛胃胀、胃溃疡、腹泻和痢疾。将姜黄根茎压成粉状跟植物油一起煮，可用于伤口敷贴。

（4）在其他国家传统医药中的应用　伊朗的传统医学使用姜黄粉治疗消化系统疾病和脘腹胀满。马来西亚的传统医学中用姜黄和樟脑研磨后制膏，外用以抗生育；姜黄干燥根茎的水提取物口服用于治疗闭经。在菲律宾传统医学中，鲜姜黄根煎剂口服治疗婴幼儿发热及治疗妊娠期出血；鲜姜黄根汁口服能减少早产的疼痛。在柬埔寨，姜黄用于皮肤病，肠胃疼痛，闭经，便秘，还可用作清热药。在日本，姜黄被视为增进食欲、兴奋、理气、补血、止血的药物，还可用于治疗某些类型的黄疸和其他肝脏疾病。

2. 姜黄的非药物应用

（1）作为香料、调料　印度料理中使用了许多香料和草药，姜黄就是其中的代表。它不仅可以单独食用，还可用于各种类型的菜肴，如豆类、蔬菜和海鲜等。咖喱粉由多种香料调配而成，其中最重要的就是姜黄，常用于制作印度菜、泰国菜、日本菜及印尼菜。

（2）作为染料或食品着色剂、防腐剂　在印度及印度尼西亚，姜黄自古就被用作染料，用于布、织带等物品的染色。现在也用于丝绸和羊毛染色上。除了作为染料，姜黄还普遍用作食品着色剂与防腐剂。在南亚和中东，姜黄广泛用于食物着色，如使咖喱具有鲜明的黄色和特殊的味道。如今姜黄还用于奶酪、冰淇淋、酸奶、饼干、糖果、爆米花的染色。

（3）作为饮料　印尼人经常用姜黄来制作一种专为女性饮用的饮料，叫酸姜黄（kunyit asem），一天喝2次，每次喝100ml，能治痛经，还能减肥并光滑化肌肤。还有一种饮料叫温暖饮（cabe lempuyang），它能增强抵抗力并保暖身体。

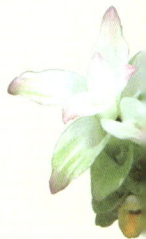

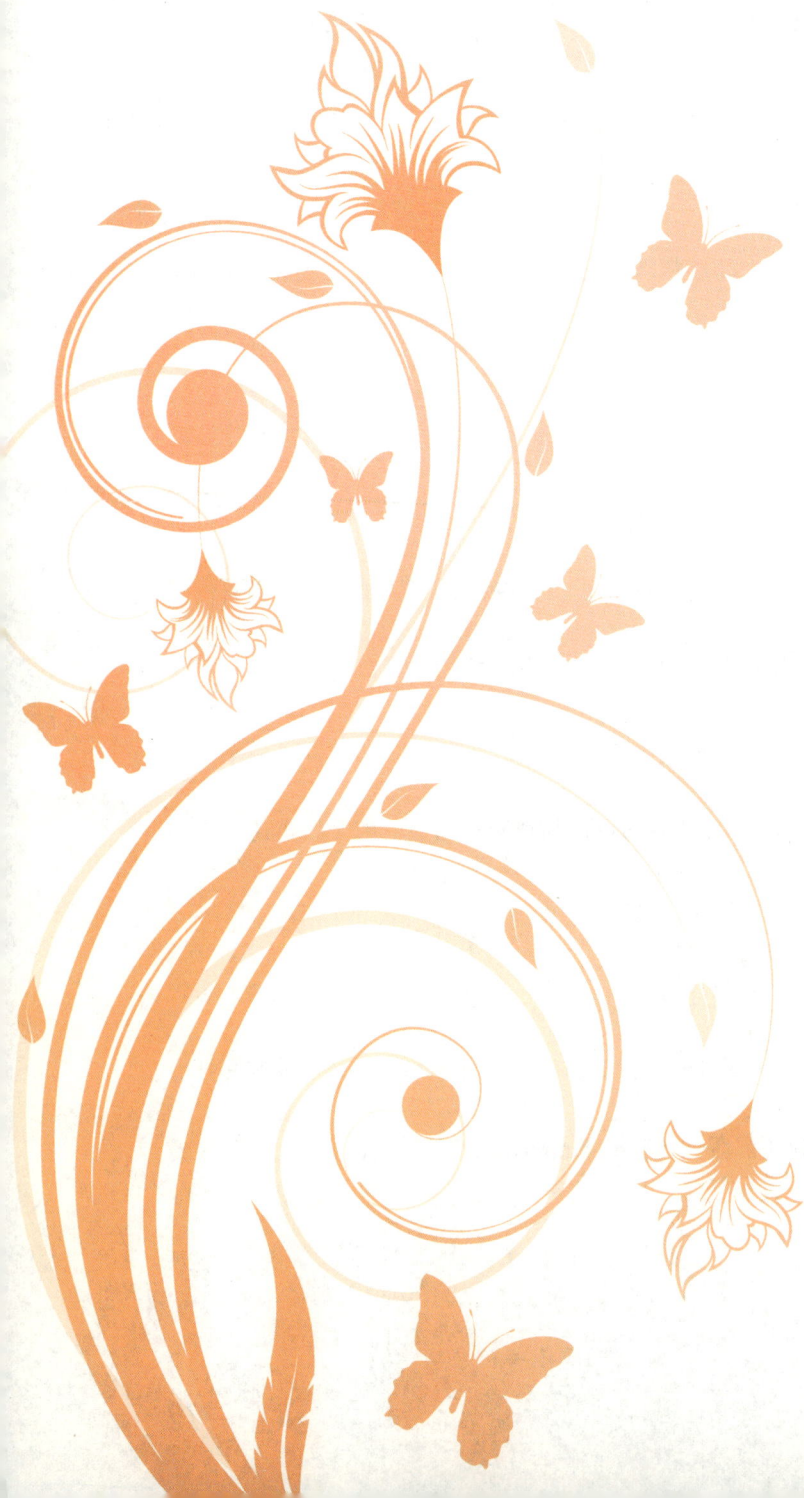

参考文献

［1］ A. M. Dondorp, F. Nosten, P. Yi, et al. Artemisinin resistance in *Plasmodium falciparum* malaria ［J］. New England Journal of Medicine, 2009, 361: 455–467.

［2］ Aggarwal BB, Harikumar KB. Potential therapeutic effects of curcumin, the anti–inflammatory agent, against neurodegenerative, cardiovascular, pulmonary, metabolic, autoimmune and neoplastic diseases ［J］. Int J Biochem Cell Biol, 2009, （41）: 40–59.

［3］ Arabind Kumar, Vipin K Garg, Ratendra Kumar, et al. Pharmacognostic Study and Establishment of Quality Parameters of Leaves of *Adhatoda vasica* Linn.［J］. Journal of Medicinal Plants Studies, 2013, 1（3）: 35–40.

［4］ Dr. Prapti Utami, Desty Ervira Puspaningtyas S. Gz. The miracle of herbs ［M］Jakarta. AgroMediaPustaka. 2013: 114–118.

［5］ Favitra Rastogi, et al. A Review of Curcumin in Reference to its Use in Oral Diseases ［J］. Annal Ayurvedic Med. 2012, 1（4）: 140–143.

［6］ Hanai H, lida T, Takeuchi K, et al. Curcumin maintenance therapy or ulcerative colitis: randomized, multicenter, double–blind, placebo–controlled trial ［J］. Clin Gastroenterol Hepatol, 2006, 4（12）: 1502–1506.

［7］ Kang SK, Cha S, H Jeon HG. Curcumin–induced histone hypoacetylation enhances caspase–3–dependent glioma cell death and neurogenesis of neural progenitor cells ［J］. Stem Cells Dev, 2006, 15（2）: 165–174.

［8］ Mbrimoto T, et al. The dietary compound curcumin inhibit P300 histone cetyltransferase activity and prevent heart failure in rats ［J］. J. Clin. Invest, 2008, 118: 868–878.

［9］ Quiles JL, Mesa MD, Ramirez Tortosa CL, et al. *Curcuma longa* extract esupplementation reduces oxidative stress and attenuates aortic fatty streak development inhibits ［J］. Arterioscler Thromb Vase Biol, 2002, 22（7）: 1225–1231.

［10］ Shuanglin Liu, Zhihua Wang, Zhiquan Hu, et al. Anti tumor Activity of Curcumin against Androgen independent Prostate Cancer Cells via Inhibition of NF–κBand AP–1 Pathway in vitro［J］. J Huazhong Univ Sci Techno, 2011, 31（4）: 530–534.

［11］ S. –Y. Wu, Y. –R. Lee, C. –C. Huang, et al. Curcumin–induced heme oxygenase–1 expression plays a negative role for its anti–cancer effect in bladder cancers ［J］. Food and chemical toxicology, 2012, 50: 3530–3536.

[12] Yener GG, Basar E. Biomarkers in Alzheimer's disease with a special emphasis on event-relatedoscillatory responses [J]. Suppl Clin Neuro-physiol, 2013, 62: 237-273.

[13] 陈文星, 刘乐平, 陆菌, 等. 姜黄素抗抑郁作用及其机理研究 [J]. 中药新药与临床药理, 2006, 17 (5): 217-320.

[14] 陈征义, 吴迪. 姜黄素和饲用抗生素对肉鸡生产性能和免疫机能的影响 [J]. 广东饲料, 2010, 19 (6): 24-26.

[15] 陈飞, 王皓香, 向鑫, 等. 姜黄素对神经干细胞Wnt/β-catenin信号通路表达影响的离体研究 [J]. 第三军医大学学报, 2014, 36 (8): 764-768.

[16] 郭炳彦, 石英辉, 韩瑞, 等. 姜黄素对心绞痛患者血清脂联素和血管内皮功能的影响 [J]. 现代中西医结合杂志, 2010, 19 (2): 131-132, 150.

[17] 黄赞松. 姜黄素对消化系肿瘤作用的研究进展 [J]. 时珍国医国药, 2009, (2): 383-385.

[18] 霍红梅, 张利元, 江家贵. 姜黄素抑制乳腺癌MCF-7细胞增殖及其相关的氧化应激机制 [J]. 中国肿瘤生物治疗杂志, 2009 (5): 490-493.

[19] 何雅军, 舒建昌, 吕霞, 等. 姜黄素预防肝纤维化作用与肝星状细胞的关系 [J]. 中华肝脏病杂志, 2006, 14 (5): 337-340.

[20] 姜燕生, 姜春燕. 姜黄消痤擦剂治疗脂溢性皮炎疗效观察 [J]. 北京中医药, 2008, 27 (11): 877-878.

[21] 李高文, 徐英, 等. 姜黄素的中枢药理作用研究进展 [J]. 神经药理学报, 2011, 1 (2): 48-57.

[22] 马利芹, 王迎春, 史晓涛, 等. 姜黄素对鹌鹑实验性动脉粥样硬化的影响 [J]. 中国兽医学报, 2010, 30 (12): 1682-1685.

[23] 马翙竑, 俞春江, 李峰, 等. 姜黄素应用于阿尔茨海默病的机制研究进展 [J]. 疑难病杂志, 2014, 13 (5): 539-541.

[24] 马规划. 中药姜黄片治疗白癜风的疗效观察 [J]. 中国医药导报, 2006, 3 (26): 27-28.

[25] 潘静, 丁健青, 陈生弟. 姜黄素对帕金森病小鼠模型黑质多巴胺能神经元损伤的保护作用 [J]. 中国现代神经疾病杂志, 2007, (5): 421-426.

[26] 石英辉, 郭炳彦, 韩瑞. 姜黄素胶囊对慢性心力衰竭患者TNF-α、脂联素水平以及心功能的影响 [J]. 现代中西医结合杂志, 2010, 19 (4): 395-398.

[27] 薛玲, 林秀丽, 张惠云, 等. 郁金中姜黄素类化合物的毛细管区带电泳法测定 [J]. 化学应用与研究, 2006, 18 (4): 368-371.

[28] 王瑞, 李学军. 姜黄素抗抑郁作用可能机制的研究 [J]. 中国药理通讯, 2007, 24 (3): 47.

[29] 王寿希, 左桂芬, 王晓燕. 姜黄——南药北种 [J]. 中国林副特产, 2002, (3): 8.

［30］夏承来，黄汉辉，何之广. 姜黄素体外抑制淋球菌活性的研究［J］. 中国医药科学，2012，（8）：21-22，25.

［31］袁鹏，陈莹，肖发，等. 姜黄素的生物活性及在食品中的应用［J］. 食品工业科技，2012，33（14）：371-375.

［32］叶启腾，黄小江，李春香，等. 姜黄快繁［J］. 广西热带农业，2004，（1）：15.

［33］张英，黄维义，林燕. 姜黄素抗心肌缺血再灌注损伤作用及其机制研究［J］. 中国现代医学杂志，2007，17（22）：2736-2739.

［34］张保军，李春林. 天然姜黄素及其在果蔬饮料中的应用［J］. 饮料工业，2002，（5）：38-40.

［35］张靖，王井亮，周明，等. 姜黄素替代喹烯酮在肥育猪应用效果的研究［J］. 养猪，2011，（4）：43-45.

［36］钟英英，黄晓畅，陈世益. 姜黄素的体外抑菌活性研究［J］. 安徽农业科学，2010，（34）：19369-19370，19377.

［37］周向锋，郑海文. 葛根姜黄汤为主治疗老年性非酒精性脂肪肝50例［J］. 中国老年学杂志，2007，27：573-574.

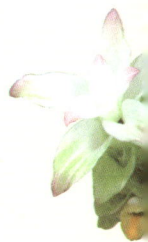